KB186546

치과의사도 모르는 진짜 치과 이야기

일러두기

• 이 책에 나오는 '현재, 요즘, 최근' 등의 표현은 2018년 기준입니다.
• 치아 이름 등의 용어 및 외래어의 경우 편의상 띄어쓰기와 맞춤법을 무시한 경우가 있습니다.
• 사진의 좌우는 환자의 실제 오른쪽, 왼쪽을 기준으로 합니다.

치과의사도 모르는
진짜 치과 이야기

김동오 지음

충치에서 임플란트까지

입을 열며

*

함이 곧 앎이며, 앎이 곧 함이다.
—움베르또 마뚜라나·프란시스코 바렐라, 『앎의 나무』

치과는 미리미리 가라?

'치과' 하면 가장 먼저 떠오르는 생각이 '아프다'와 '비싸다'일 것입니다. 치료 자체가 아파서 치과가 무섭고, 치료비 때문에 부담을 느낍니다. 그래서 치과 가기를 미루는 경우가 많습니다. 막상 용기를 내서 치과에 가지만, 아프지 않게 해준다는 마취 주사부터 아프고, 치과용 드릴의 소음과 물은 엄청난 스트레스를 줍니다. 한 번에 끝나는 치료가 거의 없어 여러 번 왔다 갔다 해야 하고, 진료를 받은 뒤 집에 가면 더 아프기도 해서 진통제를 먹는 경우도 흔합니다. 게다가 아픈 치아만 치료받으면 될 줄 알았는데, 다른 치아까지 치료해야 한다고 해서 예상보다 치료비가 훨씬 많이 드는 경우도 흔합니다. 이 때문에 늘 회자되는 말이 '치과는 미리미리 가라'입니다. 아프지 않더라도 어릴 때부터 가서 검진을 받아 충치는 바로바로 때우고, 스케일링을 자주 받아야 한다고 생각합니다.

그런데 미리미리 치료를 받은 덕분에 치아 건강이 좋아졌는지 환자 스스로 알 수 있을까요? 예를 들어 매년 치과 검진을 받으면서 꼼꼼하게 충치 치료를 받은 경우와 충치가 있지만 아프지 않아 방치하다 어느 순간 아파서 충치 치료를 받은 경우 중 어떤 쪽이 더 합리적인 선택이었는지 환자 스스로 바른 평가를 할 수 있을까요? 치아가 아프면 미리 치료를 받지 않아서 그런 것일까요?

"이 금니는 10년 됐는데 멀쩡해요. 이 아말감은 20년이 지났어도 멀쩡해요"라며 본인이 받은 치료에 대해 긍정적으로 평가하는 사람들이 있습니다. 또 반대로 "도자기로 씌운 치아가 1년도 안 되었는데 아파요. 아말감으로 때운 부위가 썩었다고 해서 레진으로 바꿨는데 이가 너무 시려요" 하고 부정적으로 평가하는 사람들도 있습니다. 그런가 하면 "치아 하나 씌우는 데 좀 비싸네요. 임플란트 그거 뼈에 나사 박는 건데 원가에 비해 너무 비싼 거 아닌가요? 치아 교정이 무슨 몇백만 원이나 하나요?"라고 치료비에 불만을 제기하기도 합니다. 치과 치료에 대한 평가는

치과의사도 모르는 진짜 치과 이야기

비용이나 치과 재료의 수명, 치료 속도, 치료 시 통증 유무, 치과의사의 친절도 등에 국한되어 있습니다. 반면 자신이 받은 치과치료가 정말로 필요한 치료였는지, 또는 적절한 치료, 장기적으로 좋은 치료인지에 대한 평가는 거의 없습니다. 사실 치과의사도 평가하기 어려운 부분입니다.

과잉 진료는 양심의 문제일까?

카페, 미용실, 편의점, 치킨집, 휴대폰 판매점, 교회, 치과⋯⋯. 거리에서 가장 많이 볼 수 있는 자영 업종입니다. 현재 치과의사 수는 3만 명 이상, 매년 800명 이상의 치과의사가 배출되고 있습니다. 국가 연구 기관에서도 치과를 이미 포화 상태로 발표했고, 의료업 중에서 개원과 폐원 수가 가장 많음을 각종 통계가 보여주고 있습니다. 이처럼 치과의사는 과거와 달리 흔한 직업이 되었습니다. 여러분의 지인 중에도 치과의사가 있을 것이고, 그 사람은 누군가의 자녀이자 배우자이자 부모일 것입니다. 또 누군가의 친구이거나 선후배일 것입니다. 가족 중에 치과의사가 있는 경우 그 사람을 비양심적이라고 여기는 가족은 없을 것입니다. 필자가 아는 많은 치과의사들 역시 일상에서 성실하게 살아가며 치과에서는 완벽한 진료를 추구합니다.

어느 날 TV에서 아이들의 장래 희망에 대해 인터뷰하는 모습을 보았습니다. 가수, 운동선수, 선생님이라고 답하는 아이들 중에 한 아이가 치과의사라고 대답했습니다. 아이에게 그 이유를 물어보니 "아빠가 그러시는데, 치과의사가 돈을 많이 번다고, 치과의사로 돈을 많이 벌어 건물주가 되라고 했어요. 그래서 치과의사가 되고 싶어요"라고 대답했습니다. 자신의 부모나 자녀가 치과의사라는 사실을 주변 사람들이 알았을 때 돌아오는 반응은 비슷합니다. "공부 잘했네"라고 칭찬도 하지만 "돈 잘 벌겠다"라며 부러워하기도 합니다. 치과의사에 대한 이런 인식들은 지식과 작업의 난이도 면에서 치과 진료가 어렵지 않고, 하는 일에 비해 많은 돈을 번다는 생각, 또는 치과의사는 과잉 진료를 일삼는다는 생각에서 비롯된 것입니다. 치과대학에서 배운 대로 진료하는 치과의사들이 대부분인데도 치과의사는 옛날이나 지금이나 '과잉 진료를 하는지, 치료비가 적절한지' 등의 물음으로 늘 의심받는 비양심 직업의 아이콘이 되었습니다. 사람들은 치과마다 다른 진단, 다른 비용에 대해 불만을 제기합니다. 많은 치료를 하고 많은 비용을 청구하면 과잉 진료, 비양심 진료로 간주합니다. 그러나 이런 상황은 치과의사의 비양심 때문이 아니라 치과의사들이 처한 환경과 치과의사들마다 다른 지식에서 비롯된 것입니다.

치과의사가 처한 환경, 특히 한국의 의료 현실에서는 많은 치료를 하지 않으면 치과 운영이 쉽지 않습니다. 요즘 치과의사들은 최소 10년 정도 공부를 하고 수억 원의 대출을 받아서 개원합니다. 개원 이후에도 고액을 들여 평일은 물론 주말에도 학회에 참석하며 계속 공부합니다. 그러나 치과의사들이 만나는 현실은 낮은 의료 수가, 치과 포화로 인한 환자 수 감소, 높은 임대료와 증가하는 인건비, 계속 만들어지는 규제들입니다. 이런 현실에서 병원을 유지하기 위해 환자들에게 많은 치료를 권하게 됩니다. 많은 노동시간과 저가로 많이 팔아야 생존할 수 있는 대다수 자영업자들이 처한 현실과 유사합니다. 의료 수가 문제, 치과 포화로 인한 지나친 경쟁, 임대료·인건비 등의 사회 구조적 문제는 정부와 협회 차원에서 해결해야 할 문제입니다. 그런데 만약 의료 수가를 높이고, 국민의 경제 수준도 높아지면 과잉 진료가 사라질까요? 사람의 욕심은 끝이 없어서 완전히 해결되지는 않을 것입니다. 치과의사는 돈을 더 벌고 싶어 하고, 사람들은 여유 있게 살아도 더 저렴하게 치료받고 싶어 하기 때문에 갈등은 항상 존재할 것입니다. 그러나 이런 측면보다 더 중요한 문제가 있습니다. 바로 지식의 문제입니다.

치과의사들은 대학에서 치의학의 기본 지식과 개별 치료법들을 배우지만, 인체나 구강에 대한 종합적인 시각은 배우지 않습니다. 졸업 후 치과의사 스스로 자신만의 진료 스타일이나 진료 철학을 만들게 됩니다. 따라서 같은 치과대학을 졸업했어도 진단과 치료 방법은 달라집니다. 이 점은 의대를 비롯한 다른 일반적인 대학 교육에서도 마찬가지입니다. 같은 전공, 같은 지식을 배우고, 같은 직장에서 같은 업무를 해도 어떻게 통합해서 적용하는지는 사람마다 모두 다릅니다. 또한 치과대학에서는 치료를 하지 않고 기다리면서 관찰하는 태도를 다루기보다 치아와 얼굴의 상태를 고치는 방법들을 가르칩니다. 따라서 치과의사는 환자의 치아에 무엇인가를 해야 한다는 강박관념을 갖습니다. 예를 들면 어느 치과의사는 바르게 나온 사랑니는 그냥 두라고 하지만, 대부분의 치과의사들은 뽑으라고 합니다. 어금니에 미세한 충치가 있을 경우 그냥 두라는 치과의사도 있지만 어떤 치과의사들은 금으로 때우라 하고 또 다른 치과의사는 레진을 권합니다. 어느 치과의사가 보기에는 과잉 진료지만, 다른 치과의사에게는 교과서를 따르는 정상적인 치료입니다. 이렇듯 치과대학에서 동일한 교육을 받아도 치과의사마다 생각이 다르고 치료 방법도 제각각입니다. 그러나 대부분 꼼꼼하게 치료하는 방법을 배웠기 때문에 많은 치료를 권합니다.

책을 쓴 이유

치과대학을 졸업하고 환자들을 진료하면서 마주친 현실은 안타

까움 그 자체였습니다. 치아와 치과 치료의 중요성을 인식하지 못해 치료받지 않는 사람들도 많지만, 반대로 치아를 소중하게 여기는 마음으로 전문가를 신뢰했는데 오히려 불필요한 치료로 인해 경제적인 손해를 입은 사람들도 많습니다. 더 나아가 간단한 충치 치료, 크라운·브릿지 같은 보철 치료, 교정 치료 등을 받은 후 턱관절을 비롯한 얼굴, 몸의 다른 부분에 통증이 생겨 여러 병원을 전전하는 환자들이 점점 늘어나고 있습니다. 이런 환자들은 치아를 방치한 사람들이 아니라 치아를 더 건강하게 하려고 돈과 시간을 투자해 치료받은 사람들입니다. 그러나 치료 후 통증으로 고생할 뿐만 아니라 잘 씹지도 못합니다. 심한 경우에는 잠을 잘 수도 없고, 숨쉬기조차 힘들 정도의 고통에 시달립니다. 유명한 병원에 가서 치료를 받지만 더 악화되기도 합니다. 한창 공부하고 일해야 할 청년들이 치과 치료 후에 문제가 생겨 휴학이나 휴직을 하고 있습니다.

한편 꼭 필요한 치료에 대해서는 인식 부족이나 너무 늦은 타이밍 등으로 제대로 치료받지 못하는 경우도 많았습니다. 이런 현실이 안타까워 10여 년 전부터 사례들을 모으기 시작했고, 이제 어떤 치료가 필요하고 어떤 치료가 치아와 몸에 오히려 해가 되는지, 치아와 얼굴의 좋지 않은 구조로 인한 치아의 악화 및 치과 치료의 한계 등을 설명하는 책을 쓰게 되었습니다. 치과 치료의 부작용을 미리 알았더라면 큰 고통에 시달리지 않았을 수도 있습니다. 이런 환자들이 한 명이라도 덜 생겼으면 하는 바람이 이 책을 쓴 가장 큰 이유입니다.

치과의사도 치의학의 세부 전공이나 자신이 선호하는 치료에만 관심을 갖는 상황에서 치의학의 여러 분야를 담은 이 책을 일반인들이 모두 읽고 이해하기란 어려울 수 있습니다. 그래서 미리 책의 흐름을 짧게 소개하겠습니다. 제1부는 어린 자녀를 둔 부모를 위한 내용으로, 아이들이 받는 치료를 살펴보면서 많은 치료가 장기적으로 큰 의미가 없음을 설명합니다. 제2부에서는 충치 치료 재료를 선택하는 문제를 다룹니다. 비싸다고 늘 좋은 것이 아니라는 점, 많은 치료가 오히려 치아를 망칠 수 있다는 점, 충치를 그냥 두는 것이 더 좋을 때가 많다는 점을 설명합니다. 제3부에서는 턱이 작아지고 치아가 불규칙해지면서 충치가 잘 생기는 현대인을 상대로 한 충치 치료가 갖는 한계를 다룹니다. 이 책을 읽으면서 자신의 치아 배열이 어디에 해당되는지 파악하면 자신의 치아가 안 좋은 이유를 알게 될 것입니다. 제4부에서는 예방 치료, 충치 치료에도 불구하고 치아나 잇몸이 아파서 받게 되는 치료들에 대해 살펴봅니다. 가장 흔히 하는 신경 치료, 보철 치료, 잇몸 치료 등이 갖는 한계에 대해 설명하면서 치아 건강이 치과 치료가 아닌 타고난 얼굴의 모양과 치아의 배열, 자신의 생활 습관으로 결정된다는 점을 강조합니다. 제5부에서는 얼굴이 눌리고 아래턱이 뒤로 밀린 현대인들의 경우에는 치과 치료가 턱관절 장애를 유발할 수 있으며 이를 고치려는 행위들이 오히려 병을 더 악화시킬 수 있다는 내용을 다룹니다. 제6부에서는 치아 건강이 치과의사의 손에 달린 것이 아니라 치아의 주인인 여러분의 생활 습관에 달려 있음을 설명합니다. 소설 읽듯 쉽게 읽을 수 있는 책이 아니므로 자신이 받았거나 또는 받아야 하는 치료에 대한 내용만 먼저 읽어보는 것도 좋은 방법입니다.

이 책에 담긴 필자의 주장들은 치과대학에서는 거의 다루지 않는 것이고 오히려 가르치는 내용과 반대되는 것들이 많기 때문에 대다수 치과의사들이 동의하지 않고, 따라서 독자들도 선뜻 받아들이기 어려울 수 있습니다. 하지만 세상의 발전은 엉뚱한 생각이나 발상의 전환에서 비롯되었음을 기억하면서 이 책을 읽는다면 여러분의 치아 건강에 큰 도움이 될 것입니다.

2019년 봄을 기다리며
김동오

차례

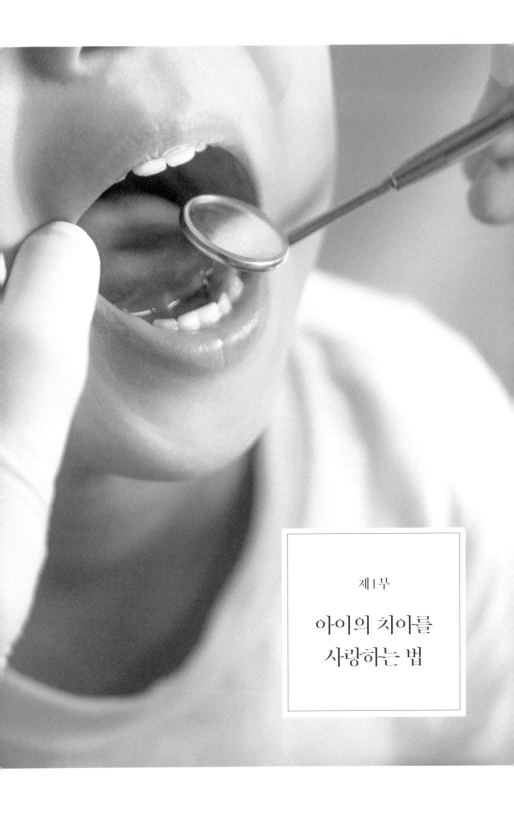

제1부

아이의 치아를
사랑하는 법

· 제1장 ·

유치는 집에서 빼도 된다

＊

자신의 건강은 스스로 책임져야 하는 시대다. 병은 의사와 약이 고쳐
주는 것이라는 생각은 버려야 한다. 이제까지 환자는 수동적인 입장
에서 의사가 처방해준 약을 먹고 잠자코 의사의 지시에 따르기만 하
면 되었다. 그러나 앞으로는 개개인이 '내 건강은 내가 지킨다'라는
의식을 가지고 건강 유지에 적극적으로 임해야 할 것이다.

─신야 히로미, 『병 안 걸리고 사는 법』

벌어진 유치, 촘촘한 유치

동네 치과를 운영하면서 자주 만나는 환자층은 아이들입
니다. 아이들이 주로 받는 치료는 유치 발치입니다. 고분고분 조
용히 치과에 오는 아이들도 있지만 대부분의 아이들이 소란스럽
게 들어옵니다. 무섭고 아프니 뽑기 싫어하는 것이지요. 이렇게
아이들을 억지로 데려와 '치과에서' 유치를 뽑는 것이 큰 도움이
될까요? 필자의 대답은 '아니요'입니다. 치과의사와 부모들은 유
치를 빨리 또는 제때 뽑아야 영구치들이 바르게 나온다고 생각합

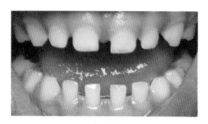

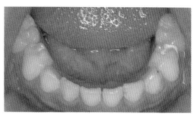

그림 1-A
앞니 사이에 공간이 있는
정상적인 유치 배열

그림 1-B
앞니 사이에 공간이 없는
요즘 아이들의 유치 배열

니다. 그러나 요즘 아이들의 턱은 이전 세대보다 훨씬 작아져서 영구치가 바르게 배열되는 경우가 거의 없습니다. 그 때문에 치과에서 인위적으로 유치를 뽑아도 영구치의 바른 배열을 보장하기 어렵습니다. 영구치가 다 나온 만 12세쯤 되었을 때, 부모가 보기에는 치아 배열이 좋은 것 같아도 위턱과 아래턱의 맞물림이 바르지 못한 경우가 대부분입니다.

이렇게 치아의 배열이 불규칙하거나 위턱과 아래턱의 맞물림이 바르지 않은 상태를 '부정교합'이라고 합니다. 초등학생의 60%가 부정교합이라는 통계자료도 있지만 더 엄격한 기준으로 판단하면 대부분의 아이들이 부정교합을 갖고 있습니다. 유치를 적절한 시기에 빼지 않아서 부정교합이 되었을까요? 그렇지 않습니다. 치아가 바르게 배열될 사람과 불규칙하게 배열될 사람은 이미 정해져 있습니다. 그걸 어떻게 알 수 있을까요?

그림 1-A처럼 앞니 사이가 벌어진 상태가 정상적인 유치

의 배열이고, 이는 턱의 크기가 적절함을 의미합니다. 유치보다 영구치가 더 크기 때문에 영구치가 바르게 나오려면 앞니 사이가 어느 정도 벌어진 상태여야 합니다. 그런데 요즘 아이들 가운데 앞니 사이의 공간이 있는 아이는 거의 없고 그림 1-B처럼 유치 앞니가 촘촘하게 배열된 경우가 대부분입니다. 유치 사이에 공간이 없으면 영구치의 배열이 불규칙해질 가능성이 높고, 미리 유치를 빼주어도 영구치가 바르게 배열될 가능성은 높지 않습니다. 물론 유치 앞니들이 촘촘히 배열되어도 영구치가 바르게 배열될 수 있으며, 또 영구치 배열이 불규칙해도 너무 걱정하지는 마시기 바랍니다. 어떻게든 치아는 배열되고 아이는 잘 살아갈 것이기 때문입니다. 그걸 어떻게 알까요? 영구치 배열이 불규칙한 우리도 지금까지 잘 살아왔기 때문입니다. 여러분 중에서 어릴 때부터 치과에 다니며 유치를 뽑은 사람은 그리 많지 않을 것입니다. 현재 30~40대 이상의 사람들은 대부분 집에서 부모님이 빼주셨거나 자신이 직접 뺐을 것입니다.

그럼 치아가 불규칙한 사람들은 유치를 제때 뽑지 않아서 그런 것일까요? 만약 그렇다면 유년 시절에 치과를 많이 다닌 현재의 20대 이하 젊은이들의 치아 배열이 가장 좋아야 합니다. 하지만 현실은 그렇지 않고 오히려 정반대입니다. 저렴해진 교정비용, 외모 지상주의 등의 이유도 있지만 치아 교정을 가장 많이 받는 세대가 현재의 젊은 세대입니다. 치과에 오는 사람들을 관찰해보면 1960년 이전 출생자 중 치아 배열이 불규칙한 사람들은 많지 않습니다. 그 당시에는 치과에 가서 유치를 빼는 경우가 없었는데도 대부분 가지런한 치아를 갖고 있습니다. 그야말로 아이러니한 일입니다.

안으로 또는 밖으로 나오는 영구치

이렇게 설명해도 부모의 요구 때문에 어쩔 수 없이 유치를 뽑는 경우가 있습니다. 대표적인 것이 영구치 아래앞니가 아래 유치 앞니 뒤에서 나오는 모습을 보고 몹시 걱정되어 치과에 오는 경우입니다. 부모의 요구에 어떻게든 아이를 달래서 유치를 뽑아줍니다. 하지만 시간이 지나 관찰해보면 영구치는 여전히 불규칙합니다. 유치를 늦게 빼서 그런 게 아니라 턱이 충분히 성장하지 못해 공간이 부족하기 때문입니다. 부모가 놀라서 황급히 치과에 오는 또 다른 예는 작은어금니가 바깥에서 나오는 경우입니다.

그림 2-A를 보면 잇몸을 뚫고 나오는 치아 일부가 보입니다. 11세쯤 나오는 작은어금니인데 이런 경우가 많습니다. 유치를 빨리 빼주지 않으면 그림 2-B의 왼쪽 작은어금니처럼 위·아래 치아들이 어긋난다고 생각합니다. 맞는 말일 수 있습니다. 그러나 자세히 보면 치아가 이렇게 나오는 사람들은 대부분 전체 치아의 배열이 좋지 않습니다. 그림 2-A의 환자는 위앞니가 아래

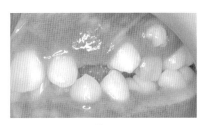
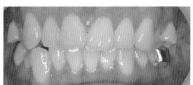

그림 2-A
바깥쪽에 위치한 작은어금니
(과개교합)

그림 2-B
바깥쪽에 위치한 작은어금니
(나머지 치아들의 배열도 불규칙함)

앞니를 깊게 덮고 있는 과개교합deep bite이고, 그림 2-B의 환자도 치아 배열이 전체적으로 불규칙합니다. 즉 작은어금니가 삐드러지지 않도록 유치 발치를 제때 해도 영구치들이 불규칙하게 배열되는 대세를 거스르지 못하는 경우가 대부분입니다. 반면 작은어금니가 바깥으로 나왔을 때 유치를 늦게 빼도 바른 위치로 이동할 수 있는 잠재력을 가진 아이들도 많습니다. 뺨의 힘이 치아를 안으로 밀어 넣어 바른 위치로 이동시키기 때문입니다.

치과 유치 발치의 장단점

물론 치과에 가서 유치 발치를 하면 구강 검진도 받고 다른 문제점들을 조기에 발견할 수 있습니다.

그림 3-A는 유치 송곳니(유견치)가 흔들려 치과에 온 초등학교 3학년의 치아 사진입니다. 집에서 빼라고 했는데 부모가 요구하여 핀셋으로 슬쩍 건드려 뺐습니다. 자연스럽게 빠질 유치였

제1부 • 아이의 치아를 사랑하는 법

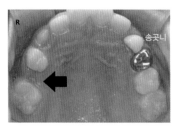

그림 3-A
유치 어금니를 빨리 빼는 바람에
작은어금니가 나올 공간이 부족해짐

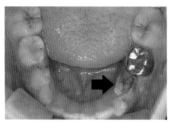

그림 3-B
썩은 유치 어금니를 방치하면서
공간 유지 장치 역할을 함

다는 뜻입니다. 입안을 검사했더니 5학년쯤 되어서나 빠졌어야
할 위 오른쪽 유치 어금니가 이미 빠져 있어, 이어서 나올 작은어
금니를 위한 공간이 줄어든 것을 발견했습니다. 치과에 와서 유
치 발치를 하다가 치아 문제를 발견한 경우입니다. 과거 치과 방
문 경험을 물어보니 6개월 전쯤 유치 어금니에 염증이 생겨 치과
에 갔는데, 살릴 수 없을 것 같다고 해서 뺐다고 말했습니다. 이
렇게 유치 어금니를 이른 시기에 뺄 때는 곧바로 '공간 유지 장
치'라는 것을 해주어야 합니다.

　　이 상황에서 유치 발치에 대해 다시 생각해보겠습니다. 이
학생의 치아는 전체적으로 깨끗하고 치아 배열도 좋은 편입니다.
전후 사정을 모르기 때문에 함부로 판단할 수는 없지만 차라리
해당 유치의 충치가 심해서 뿌리만 남았다 해도 그대로 두거나,
신경 치료가 잘 안 되었더라도 아픈 상태를 방치했다면 더 나았
을 것입니다. 아이들의 경우 그 순간에는 아프겠지만 시간이 지

나면 만성화되면서 통증이 사라지거나, 많이 썩어서 뿌리만 남아도 어떻게든 공간을 유지하면서 1년 이상 버티기도 하기 때문입니다. 그림 3-B처럼 심하게 썩은 유치의 뿌리만 남아도 공간 유지 장치 역할을 하는 경우가 있습니다. 그림 3-A처럼 이른 시기에 유치를 뽑아 영구치 공간이 이미 줄어들었다면 '공간 회복 장치' 등을 통해 교정해야 합니다. 결론적으로 유치 발치를 위해 치과에 와서 구강 검진을 받다가 영구치 공간이 줄어든 문제점을 발견했다는 유익함은 있었지만 반대로 이 아이가 6개월 전에 치과에 가지 않고, 썩은 유치를 그냥 방치했다면 지금보다 더 나았을 수도 있습니다.

아이들을 치과로 끌고 와서 미리 유치를 뽑아도 삐뚤게 날 치아는 정해져 있습니다. 요즘 아이들은 대부분 턱의 크기가 작아서 치아 배열이 불규칙합니다. 따라서 이런 아이들을 억지로 치과에 데려와 유치를 뽑는 일은 없었으면 합니다. 물론 절대로 치과에서 유치를 빼지 말라는 얘기가 아닙니다. 한쪽 유치가 빠지고 6개월 이상 지났는데도 반대편의 동일한 유치가 빠질 기미를 보이지 않거나 유치 뿌리가 남아 있다면 치과의사의 도움이 필요합니다.

만약 외국처럼 유치 하나를 빼는 데 몇만 원에서 몇십만 원이 든다면 치과에 와서 빼는 빈도가 낮아질 것입니다. 아이들도 집에서 빼는 걸 좋아할 것입니다. 자신의 몸은 스스로 관리하

제1부 • 아이의 치아를 사랑하는 법

는 습관을 어릴 때부터 갖게 해주세요. 참고로 필자의 자녀들은 모든 유치를 직접 뽑았습니다.

유치 발치는 의미가 있었을까?

Q. 1980년대에 한 가장은 가족의 생계를 책임지기 위해 사우디에 갔습니다. 물이 나빠 주로 탄산음료를 마셨고, 담배도 피웠기 때문에 치아가 좋지 않았던 그는 귀국하면 항상 치과에 갔습니다. 그리고 자신의 치아가 좋지 않다 보니 하나뿐인 아들의 치아를 잘 관리해주어야겠다는 생각으로 함께 데리고 갔습니다. 당시 초등학교 4학년이던 아들은 충치 하나 없는 깨끗한 치아를 갖고 있었고, 모든 유치를 자기 스스로 빼던 아이였습니다. 처음으로 치과에 갔던 그 아이는 영문도 모른 채 마취 주사를 맞고 아래 왼쪽 유치 어금니를 뽑혔습니다. 아이의 치아에 도움이 되었을까요?

A. 유치 발치를 당한 아이는 바로 필자입니다. 어떻게 초등학교 4학년 때의 경험을 아직도 기억할까요? 태어나서 25세까지의 유일한 치과 경험이었기 때문입니다. 치과에서 마취 주사를 맞고 유치를 뽑았지만 그 부위의 작은어금니들은 결국 삐뚤게 나왔습니다. 치과에서 유치를 발치해서 얻은 장점은 없었습니다.

치과의사도 모르는 진짜 치과 이야기

제2장

SS크라운 하지 않고 성장하기

*

자연 상태의 흙이란 그냥 두어도 절로 비옥해지기 때문에 비료 따위
는 넣지 않아도 좋습니다. 이 자연 상태를 인간이 파괴하여 땅힘을 없
애버린 채, 거기를 출발점으로 하기 때문에 비료가 효과가 있는 것처
럼 보이는 것입니다. 다시 말해서 인간이 인위적으로 과일나무와 벼
를 연약하게 만들어놓고, "농약을 썼더니 효과가 있었다"고 하는 데
지나지 않습니다. ―후쿠오카 마사노부, 『짚 한 오라기의 혁명』

유치 사이가 썩었을 때 사용되는 SS크라운

유치는 부모님이 뽑아주거나 아이 스스로 뽑을 수 있어 치
과 내원을 피할 수 있지만 다른 이유로 어쩔 수 없이 치과에 오는
경우가 있습니다. 바로 충치caries 때문입니다. 충치는 다양한 기
준으로 분류하는데 깊이에 따른 분류가 대표적입니다. 얕은 충치
부터 깊은 충치까지 c1, c2, c3, c4 이런 식으로 표기하여 분류합
니다. 그러나 필자는 충치가 생긴 위치에 따라 치아의 교합면에
생기는 '씹는면 충치'와 인접면에 생기는 '사이 충치'로 분류하여

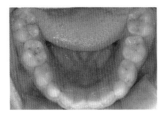

그림 1-A
씹는면 충치

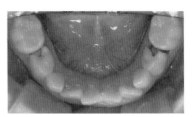

그림 1-B
사이 충치

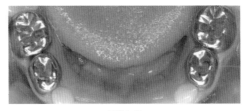

그림 1-C
SS크라운

설명하겠습니다. 그림 1-A는 '씹는면 충치', 그림 1-B는 '사이 충치'를 보여줍니다.

식생활, 구강위생 등의 조건에 따라 차이가 있지만, 씹는면 충치는 그냥 방치해도 괜찮은 경우가 많습니다. 굳이 치료를 한다면 보험 적용이 되는 저렴한 재료로 때워도 무리가 없습니다. 그러나 유치 사이에 충치가 생기면 음식물이 끼어서 아이가 아파하기 때문에 치료를 하게 됩니다. 씹는면 충치와 달리 사이 충치는 레진, GI 등의 치과 재료로 때워도 재료가 잘 탈락되거나 주변이 다시 썩는 경우가 많습니다. 그래서 유치 어금니에 사이

치과의사도 모르는 진짜 치과 이야기

충치가 생기면 그림 1-C처럼 '스테인리스 스틸'로 된 SS크라운으로 씌웁니다. 치과의사의 성향, 아이의 생활 습관, 충치의 정도에 따라 씹는면 충치도 크라운으로 씌우기도 합니다.

이렇게 치아 사이가 썩어서 SS크라운으로 씌울 때는 충치의 진행 정도에 따라 신경 치료를 하기도 합니다. 아이의 반응을 살펴 부분 마취나 수면 마취를 합니다. 이처럼 유치의 사이 충치는 때워도 잘 떨어지기 때문에 힘들어도 처음부터 씌우는 것이 교과서적인 방법이 되었습니다.

SS크라운 하지 않고 성장하기

그러나 필자는 SS크라운을 하지 않고도 유년기를 잘 보낼 수 있다고 생각합니다. 이 주장을 뒷받침하는 사례를 보겠습니다.

그림 2의 어린이는 초등학교 1학년 이후 유치 사이가 썩기 시작했습니다. 처음에는 다른 치과에서 '레진'이라는 재료로 때웠습니다. 3학년 때는 유치 어금니 사이가 썩어 필자의 치과에서 GI라는 재료로 때웠습니다. 4학년 때 유치 어금니에 있던 레진이 떨어져 GI로 때웠고, 다른 유치 어금니는 사이 충치가 심해져서 신경 치료를 한 뒤 SS크라운을 씌우는 대신 GI로 때우고 치료를 마무리했습니다. 6학년이 되면서 검진차 내원했는데 유치 어금니에 이어 영구치 작은어금니들이 잘 나왔고, 신경 치료를 하고 때우기만 했던 유구치는 곧 빠질 상황이었습니다. 영구치가 나올

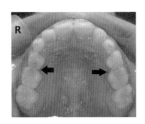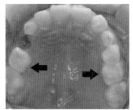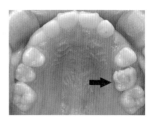

그림 2
한 어린이의 3년간 변화(3학년 → 4학년 → 6학년)

때까지 잘 버텨주어 영구치를 위한 공간 유지 기능이라는 유치의
임무를 성공적으로 해냈습니다.

앞의 예처럼 유치 사이가 썩었을 때 GI라는 재료로 때운
뒤에 떨어지면 다시 때우기를 반복하거나, 더 썩어서 신경 치료
를 한 뒤 SS크라운으로 씌우지 않고 GI로 때우기만 해도 영구치
가 나올 때까지 유치는 잘 버티다 때가 되면 빠지는 경우가 많습
니다.

그러나 SS크라운을 하지 않고 GI 등의 재료로 때우기만
하는 방식은 일부 아이들에게만 가능합니다. 미취학 어린이 중에
유치 어금니가 여러 개 썩었고, 아이의 치료 협조도가 좋지 않으
며 가정에서 음식물 관리가 안 된다면 SS크라운으로 씌우는 것이
좋습니다. 반면 초등학교 1학년 이상의 아이 중 한두 개의 유구
치에만 사이 충치가 있는 경우라면 SS크라운 없이 때우는 것만으
로도 충분합니다. 사이 충치를 때울 때 레진이 좀 더 좋은 재료지

만 비용 등의 이유로 GI를 사용하는데 짧게는 1개월, 길게는 1년 정도 버티다가 떨어집니다. 이런 단점에도 불구하고 사이 충치를 때우기만 하고 SS크라운을 하지 않는 이유는 비용을 줄일 수 있는 데다 마취를 피할 수 있고 치아를 삭제하지 않으며 치과에 대한 공포감을 줄이는 장점이 있기 때문입니다.

게으른 충치 치료의 유익함

많은 치과의사들이 유치 사이가 썩으면 유치의 통증 여부와 상관없이 신경 치료를 해서 씌우는 경우가 많은데, 이때 마취를 하게 되고 아이는 아파합니다. 하지만 GI로 때우고 다시 떨어지기를 반복하는 과정에서 유치가 깊이 썩고 잇몸이 부었다면 오히려 신경 치료가 쉽습니다. 이미 신경이 많이 죽어 있으므로 마취를 하지 않거나, 하더라도 덜 아프게 할 수 있기 때문입니다. 이처럼 충치를 방치하는 것도 아이가 고통 없이 치료받는 또 다른 방법이 됩니다.

사이 충치가 생긴 유치를 SS크라운으로 씌우지 않고 GI 같은 재료로 때웠을 경우, 재료가 떨어지면 유치의 크기가 줄어들 수 있습니다. 이렇게 작아진 유치에 비해 이어서 나오는 영구치는 크기 때문에 삐뚤게 나올 수 있습니다. 이런 이유로 치과의사들은 유치의 크기를 유지하기 위해 SS크라운을 권합니다. 그러나 요즘 아이들의 90% 이상은 이전 세대보다 턱의 크기가 작아 처음부터 치아가 제대로 배열되기 어렵고 위턱과 아래턱의 맞물림도 정상적이지 못합니다. 그래서 SS크라운으로 치료를 받았어도 영구치가 나올 공간이 부족해 영구치가 바르게 나오지 못한 경우가 매우 많습니다. 따라서 '열심히 SS크라운을 해서 영구치 배열을 완벽하게 하겠다'거나 '유치 사이 충치를 때우기만 하다 재료가 떨어진 것을 방치하면 유치 크기가 줄어들어 큰일 난다'는 생각은 맞지 않을 수 있습니다. 이렇게 대세가 정해진 상황에선 너무 열심히 치료할 필요가 없다고 생각합니다. 진짜 열심히 해야 할 일들은 따로 있습니다. 그것은 바로 턱의 크기를 키우는 교정 치료나 식생활을 개선하는 근본적인 치료입니다. 치과의사와 보호자는 모든 충치를 완벽히 제거하고 확실하게 씌워야만 제대로 된 치료를 했다고 생각하는데, 완벽한 제거는 오히려 아이들을 힘들게 할 뿐 장기적으로 보면 방치하거나 대강 치료한 것과 별 차이가 없는 것이 현실입니다.

제3장

실란트가 의미 없는 세 가지 이유

*

오늘날 플라스틱은 현대인의 생활에서 빼놓을 수 없는 물질이 되었다. 플라스틱 재료로 사용되는 화학물질은 대부분 화석연료에서 유래하는데 이 중 일부는 환경호르몬으로 작용한다. 그중 대표적인 물질이 비스페놀 A이다. 비스페놀 A는 플라스틱 물병, 통조림 캔, 치과용 충전재 등으로 우리 일상생활에서 흔히 접할 수 있고 산업용으로도 매년 그 사용이 증가하고 있는 물질이다. 아직 충분히 밝혀졌다고 볼 수는 없으나 비스페놀 A는 여러 연구에서 비만, 심장 질환, 당뇨병, 간 기능 이상을 유발시키는 것으로 보고되고 있다.

—홍윤철, 『질병의 탄생』

실란트에 대한 상식

아이들이 구강 검진을 받을 때, 어금니에 실란트라는 재료가 발려 있지 않으면 부모들은 실란트 예방 치료를 권유받습니다. 실란트sealant는 밀폐제, 밀봉제, 방수제 등을 뜻하며 치과에서 사용하는 '치과용 실란트'를 이용한 예방 치료를 '치아 홈 메우기'라고 합니다. 치아를 관찰하면 어금니의 씹는면에 주름을 볼 수 있습니다. 연령과 사람에 따라 주름의 깊이와 양은 다르지만 아이들의 입안에 새로 올라온 영구치는 주름이 많고, 깊이가 깊습니다. 이 주름에는 음식물 찌꺼기가 잘 끼는데, 요즘 아이들의 경우 단 음식, 가공식품, 부드러운 음식을 자주 먹고 치아의 질도 낮은 경우가 많아서 충치가 잘 생깁니다. 따라서 충치가 생기지 않도록 하기 위해 이 주름을 실란트로 막는 '치아 홈 메우기'를 권합니다.

과거에는 실란트가 비보험 진료였으나, 현재는 만 18세 이하에게 영구치 1번큰어금니(제1대구치)와 2번큰어금니(제2대구치)에 한하여 건강보험 적용을 받기 때문에 큰 부담이 되지 않습니다. 1번큰어금니는 만 6세쯤 나오고, 2번큰어금니는 만 12세쯤 나오기 때문에, 이때쯤 실란트를 발라주는 것이 좋다고 권합니다. 치아의 상태에 따라 '유치 어금니'나 '영구치 작은어금니'에 바르기도 하는데 이 경우에는 보험 적용이 되지 않습니다. 실란트를 바를 때 중요한 점은 '아직 썩지 않은 깨끗한' 영구치에 바르는 것입니다. 이미 썩은 치아라면 충치를 제거하고 레진, 아말감, GI 등으로 때우는 것이 일반적입니다.

실란트의 성분, 비스페놀 A

살충제 달걀, 간염 바이러스 소시지, 가습기 살균제, CMIT·MIT 치약, 4급 암모늄 샴푸와 세제, 카드뮴 휴대전화 케이스, 메탄올 물티슈, 다이옥신 기저귀, 발암물질 생리대, 라돈 침대······. 최근에 알려진 일상생활 속 유해한 물질 중 일부입니다. 현대를 살아가는 우리는 화학물질을 떠나서 살 수가 없습니다. 이런 물질들은 눈, 코, 입, 피부 등을 통해 몸으로 들어가는데, 이와 관련된 문제는 의학, 화학 등 다양한 분야의 전문가뿐만아니라 일반인들도 익히 알고 있습니다. 그러나 치아에 부착되는재료들에 대해서는 치과의사 외에는 관심이 없고 일반인들은 파악하기도 어렵습니다. 사실 치과의사도 재료의 성분보다는 내구성, 심미성 등에 관심을 갖습니다. 어른들은 실란트를 열심히 발라주면서도 아이들의 입안에 오랫동안 머무는 실란트의 성분에는 관심이 없습니다. 왜냐하면 전 세계 치과대학과 치과협회가실란트의 충치 예방 효과를 인정하여 실란트를 적극 권장하고 있으며, 미국식품의약국FDA과 식약처 등에서 인체 내 사용을 허가했기 때문입니다. 그럼에도 불구하고 실란트 성분에 대해 살펴보고자 합니다.

실란트는 크게 두 가지 제품군으로 나뉩니다. GI(글래스 아이오노머)가 주성분인 실란트와 비스페놀 A가 주성분인 실란트입니다. 주로 쓰이는 실란트는 비스페놀 A가 주성분입니다. 비스페놀 A는 식품이나 음료 캔의 보호용 코팅재, 장난감, 물병, 젖병, 컵 등 다양한 용도로 쓰입니다. 비스페놀 A로 만들어진 플라스틱은 저렴해서 폭넓게 사용되는데 비스페놀 A가 흘러나와 체내에흡수되면 에스트로겐 수용체와 결합하여 호르몬처럼 작용합니다. 즉 비스페놀 A는 환경호르몬(내분비계 교란 물질) 중 하나입니다. 일반적으로 비스페놀 A가 들어간 포장재로 싼 식품을 섭취하여 인체로 유입되지만 유아나 어린이의 경우 비스페놀 A가 함유된 제품을 손, 입, 코 등으로 접촉하면서 유입됩니다. 소아에게는 아주 적은 양이라도 해로우므로 성인보다 세심한 주의가 요구됩니다. BPA free가 표기된 영수증이나 반찬통 등이 있는데, 이는 비스페놀 A를 함유하지 않으니 안심하라는 뜻입니다. 인터넷을 검색하면 비스페놀 A의 유해성에 대한 수많은 기사와 자료들을 찾을 수 있습니다. 그중에는 비스페놀 A를 함유한 치과용 실란트에 대한 연구들도 있습니다.

서울치대 예방치의학 연구팀은 치아에 실란트와 레진을 네 개 이상 갖고 있는 어린이 62명을 대상으로 구강 내 타액 중 비스페놀 A 함량을 조사했습니다.(2012년 9월) 그 결과, 평균 0.92 μg/L로 치아에 충전재를 한 개도 넣지 않은 어린이의 0.40μg/L보다 2배 이상 높았습니다. 현재 폴리카보네이트의 비스페놀 A 용출 기준치는 600μg/L입니다. 용출 기준치로만 보면 이 실험의 검출량은 극히 적습니다. 그러나 비스페놀 A 함량이 많은 상위 10% 그룹만 놓고 봤을 때 입안에 실란트와 레진을 네 개 이상 보유한 비율은 비스페놀 A 함량이 가장 적은 하위 10% 그룹에 비해 4.6배나 높았습니다. 이 결과는 실란트와 레진이 체내에서의 비스페놀 A 수치 상승과 관련이 있음을 보여줍니다.

이외에도 비스페놀 A를 함유한 실란트나 레진이 치아 에

나멜 형성을 저해하거나 어린이 행동·정서 장애 유발 가능성을 높일 수 있다는 연구들도 있습니다.

한편 이러한 결과를 반박하는 자료들도 있습니다. 미국치과의사협회ADA는 실란트 안전 홍보 자료를 통해 치과용 실란트에는 0.09ng(나노그램)의 비스페놀 A가 포함되어 있는 반면, 공기 8ng, 화장품 22ng, 먼지 58ng, 영수증 138ng, 음식물에 5800ng의 비스페놀 A가 포함되어 있으므로 치과용 실란트에서 나오는 비스페놀 A는 유해한 수준이 아니라고 설명합니다.

실란트가 필요한 아이들은?

필자는 실란트를 권하지 않습니다. 그 이유는 위에서 설명한 비스페놀 A의 유해성 때문이 아닙니다. 보험 적용이 되므로 큰 부담이 없는 공인된 충치 예방 방법을 권하지 않는 이유가 무엇일까요? 충치에 대한 생각과 관점이 다르기 때문입니다. 결론부터 말하면 치아의 씹는면에 생긴 충치들은 심각한 문제가 아니어서 '중상위권' 어린이에게는 방치해도 되고, 중요한 문제인 사이 충치는 실란트로 예방할 수 없기 때문입니다.

여기서 '중상위권'은 어떤 수준인지 설명하겠습니다. 이것이야말로 이 책의 주장이 설득력을 얻는 전제 조건이기도 합니다. 이 책의 집필 의도는 치과에 덜 가고, 가더라도 치아를 덜 건드리고, 치료를 받는다면 제대로 받되 그에 대한 적절한 비용을 지불하는 문화를 만들어가기 위함입니다. 그렇게 되려면 우리 스스로 노력할 필요가 있습니다. 하루에 한 번이라도 양치를 제대로 하고, 가공식품을 습관적으로 먹지 않는 아이라면 실란트를 받지 않아도 큰 문제가 없습니다. 이런 아이가 '중상위권'입니다. 반면 설탕이나 화학물질이 주성분인 음료수, 과자, 사탕 같은 가공식품을 매일 먹으면서 양치질을 제대로 하지 않는 '하위권' 어린이라면 그냥 치과에 다니면서 실란트를 비롯한 여러 치료를 받는 편이 낫습니다.

실란트가 의미 없는 이유

실란트가 필요하지 않은 이유를 좀 더 자세히 설명하겠습니다. 첫 번째는 실란트를 바른 후에도 계속 관리받아야 한다는 점 때문입니다. 모든 치과 재료가 그렇듯 실란트도 탈락될 수 있으므로 치과의사들은 실란트를 받고 3~6개월마다 검진을 받으라고 합니다. 그리고 이것은 보조적 수단이니 양치질을 열심히 하라고 합니다. 3~6개월마다 주기적으로 검사를 받을 바에야 실란트를 하지 않고, 충치가 진행되는지 점검만 받는 것이 더 낫지 않을까요? 물론 이런 주장에 대해 "충치가 생기면 어떻게 하나? 그거 때우려면 치료비가 더 비싸지 않나? 신경 치료를 할 정도로 썩으면 어떻게 하나?"라고 반문할 수 있습니다. 이에 대해선 실란트를 바르지 않아서 치아의 씹는면이나 옆면에 충치가 생겨도 심각한 문제를 일으키지 않는다고 답할 수 있습니다(제1장의 그림 3-B에서 큰어금니의 씹는면 충치는 4년째 이상이 없습니다). '충치가 생겼을 때 치료비가 비싸다'는 반응에는 GI와 같은 보험 적용 재료로도 씹는면 충치에 충분히 대처할 수 있다고 답할 수 있습니다. 레진이나 금으로 해야 한다는 치과의사가 많지만 씹는면 충치는 저렴한 재료도 괜찮습니다(이 점은 제10장에서 설명합니다). 실란트를 하지 않아서 신경 치료를 받아야 할 정도로 썩는 경우엔 실란트를 해도 그렇게 된다고 답할 수 있습니다. 결론적으로 실란트를 한 뒤에도 계속 검진을 받아야 한다면 그냥 안 하고 검진만 받으면 됩니다.

두 번째는 실란트 이후의 충치에 대한 진단과 치료가 모두 다르기 때문입니다. 어떤 치과에서는 깨끗하다는데 어떤 치과에서는 치료를 해야 하고, 다른 치아도 치료하라는 경우가 비일비재합니다. 여기서 치과에 대한 불신이 시작됩니다. 실란트 일부가 떨어지거나 그 주변에 약간의 착색이나 충치가 보이기만 해도 충치에 대해 꼼꼼한 진단과 치료를 추구하는 치과의사를 만난다면 실란트는 희망이 없는 예방법이 됩니다. 그냥 두어도 괜찮은데 열심히 실란트를 제거한 후 다른 재료로 때우기 때문입니다. 이처럼 실란트를 받은 뒤 약간의 결함만 생겨도 치과의사마다 대응 방법이 다르기 때문에 실란트를 해도 아무 의미가 없게 됩니다.

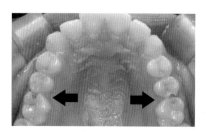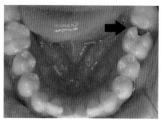

그림 1
실란트를 했지만 사이 충치가 생긴 사례들

세 번째 이유는 실란트가 사이 충치를 막지 못한다는 점입니다. 그림 1의 10대 환자 둘은 몇 년 전에 실란트 도포를 받았는데 사이 충치가 생겼습니다. "실란트라도 했으니 이 정도 아니냐?"고 반문할 수 있지만, 이것은 실란트의 명확한 한계를 보여줍니다. 이런 사례는 수없이 많습니다. 어렸을 때 열심히 실란트를 받았다면 충치 때문에 고생하지 말아야 합니다. 그러나 치과는 여전히 실란트를 비롯한 예방 치료를 받았던 환자들로 넘쳐납니다.

사이 충치는 레진, GI 등으로 때워도 재료가 잘 떨어지고 부서지기 쉬우며 원래 치아 모양을 재현하기 어려워, 치아의 본을 떠 만든 모형에서 수복물을 제작하는 인레이inlay 방식으로 치료하는 경우가 많습니다. 이런 방식은 보험 적용이 되지 않아 비쌉니다. 그런데 이런 고가의 방식으로 사이 충치를 때워도 몇 년 후에 또다시 문제가 생기기도 합니다. 이때 다시 때우는 것으로

치과의사도 모르는 진짜 치과 이야기

해결되기도 하지만 치과 치료 중 가장 아프고 힘든 신경 치료를 하는 경우가 더 많습니다. 이렇게 돈도 들고 통증도 유발하는 사이 충치에 대해 실란트는 아무런 예방 효과가 없습니다. 이런 한계를 가진 실란트와 함께 사용되는 또 다른 충치 예방법이 있는데 바로 '불소'입니다.

• 제4장 •

불소 도포보다 양치질

*

히말라야 소금이나 천일염에 들어 있는 불소에는 생명을 파괴하는 것
이 아니라 보호하는 것이 목적인 자연의 섭리가 반영되어 있다. 자연
은 물과 음식물, 소금 등에 불소를 첨가할 때 절대로 실수하는 법이
없다. 인간을 비롯한 모든 생명체가 생존하는 데 꼭 필요한 만큼만 들
어가 있다. ―안드레아스 모리츠, 『의사들도 모르는 기적의 간 청소』

충치 예방을 위한 수돗물 불소화

충치 예방을 위한 불소의 사용은 크게 두 가지로 나눌 수
있습니다. 불소를 먹는 것(복용)과 치아에 바르는 것(도포)입니
다. 불소 복용법 중 대표적인 것이 '수돗물 불소화'입니다. 그리
고 불소 도포법은 치과에서 바르는 '전문가 불소 도포'와 환자 스
스로 바르는 '자가 불소 도포'로 다시 나뉩니다. 여기서는 주로
전문가 불소 도포를 반대하는 이유에 대해 서술하겠습니다만, 이
에 앞서 수돗물 불소화에 대해서도 잠깐 짚고 넘어가겠습니다.

수돗물 불소화 반대에 대해서는 인터넷 검색만으로도 많은 정보를 얻을 수 있으며, 유명 해외 저널에 실린 논문들도 많습니다. 국내에서는 www.no-fluoride.net에 잘 정리되어 있고, 이 사이트에 있는 글 몇 개만 읽어도 수돗물 불소화를 찬성하기는 어려울 것입니다. 불소의 충치 예방 효과에 대한 의문 외에도 불소로 인한 문제점 몇 가지를 제시하면 치아 불소증(치아 표면에 갈색이나 흰색의 반점 또는 줄무늬가 생기는 현상), 뼈의 부서짐, 갑상선 저하증, IQ 감소·행동 장애 등 뇌에 미치는 악영향과 발암 관련성 등이 있습니다.

사실 치과의사들도 대부분 수돗물 불소화를 반대합니다. 불소 때문에 치료할 충치가 사라져 수입이 줄어들까 걱정되어서가 아닙니다. 기본적으로 '내가 마시는 물조차 내 마음대로 선택할 수 없다'는 개인의 자유를 침해당하는 것에 대한 반발이 그 바탕입니다. 다양한 분야의 전문가들이 수돗물 내 불소 투입으로 인한 부작용을 지적해도 불소화를 찬성하는 사람들은 받아들이지 않습니다. 만약 찬성자들의 치아가 건강하다면 불소 수돗물을 마셔서가 아니라 불소와 상관없이 치아가 좋거나 관리를 잘했기 때문입니다. 이 책에 담긴 주장들 중 하나가 '충치에 아무리 신경 써도 결국 잇몸병으로 고생한다. 충치는 생각만큼 심각한 게 아니다. 충치가 문제 되는 이유는 오히려 과도한 충치 치료와 기본을 무시한 생활 습관 때문이다'입니다. 이런 관점에서 수돗물 불소화는 잇몸병을 예방하는 것도 아니고 충치 예방의 본질적인 방법도 아닙니다. 이 시대의 질병은 과잉에서 비롯되는 것이지 결핍으로 인해 생기는 것이 아닙니다.

전문가 불소 도포

치과에서 하는 '전문가 불소 도포'는 두 가지 방식이 있습니다. 치과에서 트레이tray라는 기구에 불소 겔gel를 넣은 뒤 아이의 입안에 넣고 기다리게 하는 방식과 붓으로 불소를 치아에 바르는 방식(불소 바니쉬)입니다. 전문가 불소 도포를 받고 나면 치과에서는 불소가 충치를 완전히 예방하는 것은 아니기 때문에 양치질을 잘하고, 정기적으로 내원해서 충치가 발생하는지 검사받으라고 합니다. 또한 시간이 지나면서 불소 효과가 감소하기 때문에 3~6개월마다 정기적으로 불소 도포를 받으라고 권합니다. 필자는 이런 열의를 갖는 부모와 아이라면 양치질만으로도 충치를 예방할 수 있다고 생각합니다.

치과에서만 사용할 수 있었던 불소 바니쉬를 최근에는 일반인들도 직접 구매할 수 있게 되었습니다. 이런 추세에 반대하며 치과에서 불소 도포를 받으라고 권하는 의견들이 있는데 그중 하나를 인용하면 다음과 같습니다.

최신 논문에서는 불소 겔은 미취학 아동에게 더 이상 권장되지 않는 데다 학령기 어린이의 경우에도 1~3분 적용은 불소가 흡수되기 불충분한 시간이고, 4분을 적용했을 때 흡인기 없이 가정에서 사용할 경우에는 불소를 과량으로 섭취할 수 있어 부작용이 발생할 가능성이 높다. (중략) 치과의사나 치과위생사가 아닌 일반인이 불소 도포를 시행할 때 불소의 과다한 사용과 삼킴으로 인한 독성의 증가뿐 아니라 불소증의 발생 위험이 높아질 가능성이 증가한다.(「불소 도포, 이제는 치과보다 엄마가?」, 『덴탈아리랑』2017. 4)

위 인용문은 불소 바니쉬를 일반인이 사용하면 위험하기 때문에 치과에 가서 불소 도포를 받으라고 권하는 기사인데 여기서 두 가지 모순을 발견할 수 있습니다. 미취학 아동에겐 더 이상 불소 도포가 권장되지 않는다고 주장합니다. 그러나 여전히 치과, 보건소, 어린이집, 유치원 등에서 영유아들에게 불소 도포를 하고 있습니다. 석션(흡인기)이 있는 치과에서 불소 도포를 받아도 과량의 불소를 삼키지 않을 뿐 미량의 불소를 삼킬 가능성은 있습니다. 불소를 미량으로 삼키는 것은 괜찮을까요?

자가 불소 도포

불소가 충치를 예방한다고 믿는다면 치과에 가서 아이에게 고농도의 불소를 삼키지 않도록 주의시키면서 도포하는 것보다 집에서 매일 불소치약으로 양치질하는 것만으로도 불소의 효과를 높일 수 있습니다. 이것이 바로 '자가 불소 도포'입니다. 여기에는 치약이 아닌 저농도의 불소 용액으로 양치하는 것도 포함됩니다. 그런데 최근 불소치약에 포함된 미량의 불소까지 거부하자는 주장이 나오면서 무불소·저불소 치약이 판매되고 있습니다. 불소치약에 함유된 불소는 어느 정도이고, 양치질 후 입안에 얼마나 남아 있을까요?

3~5세 아이들은 평균 15%, 성인은 12.7% 정도의 불소 성분이 칫솔질을 마친 뒤에도 입안에 남아 있는 것으로 확인되었습니다. 시판되고 있는 성인 치약 속의 불소 함량은 1000ppm(유아용은 500~700ppm) 이상입니다. 1000ppm이라는 것은 치약 1g 중에 1mg의 불소가 함유되어 있다는 뜻입니다. 사용하는 치약의 양에 따라 달라지지만, 가령 1000ppm의 불소가 함유되어 있다고 하면, 1회당 입안에 남는 것은 유아가 0.05mg 성인은 0.06mg입니다. 하루 3회 불소가 들어간 치약을 사용하면 성인은 0.18mg이 되는데, 이것은 녹차 190ml에 함유되어 있는 불소의 양과 거의 비슷합니다. 불소는 공기, 토양, 물, 바닷물 등 자연계에 널리 분포하고 있습니다. 해산물, 특히 조개류, 뼈까지 먹는 새우와 말린 정어리에는 30~50ppm, 건조한 녹차 잎에는 200~500ppm 정도 함유되어 있습니다. 따라서 치약에 들어 있는 양 정도로는 건

강에 피해를 줄 걱정은 없습니다.(가바야 시게루, 『이만 잘 닦아도 비만·치매 막는다』)

불소치약이 안전하다고 주장하면서 불소 사용을 권하는 위 글을 인용한 이유는 자연이 우리에게 준 불소 식품을 소개하기 위해서입니다. 불소에 대한 불안감 속에 주의를 기울이며 불소 도포를 받거나 불소치약을 사용할까 말까 고민하기보다는 위에 언급된 식품들을 통해 자연스럽게 불소를 섭취하면서 치아와 뼈를 튼튼하게 하는 것이 훨씬 더 효과적이고 본질적인 충치 예방법입니다. 자연은 이미 우리에게 좋은 것을 마련해주었습니다.

· 제5장 ·

구강 검진을 받을수록 늘어나는 충치

*

대다수 국민들이 자기 몸에 대해 무서우리만치 걱정한다. 콜레스테롤
이 조금 많은 것뿐인데 기겁을 하거나 혈압이 조금 높은 것뿐인데 호
들갑을 떨고, 열이 조금만 나도 해열제를 찾고, 식욕이 조금이라도 떨
어질라치면 내 몸 어딘가에 암이라도 숨어 있는 게 아닌가 싶어 불안
에 휩싸인다. 하지만 인간은 우리가 생각하는 것처럼 그렇게 '나약한'
존재가 아니다. 우리가 생각하는 것보다 훨씬 강하고 강한 존재다. 그
리고 아무리 아등바등해봐야 수명에는 큰 영향을 미치지 못한다.

—마쓰모토 미쓰마사, 『건강검진의 두 얼굴』

'건강검진'을 검진하다

• CT 촬영 등 의료 기관 방사선 노출 5년 새 50% 증가(뉴시스,
2014. 1. 22)

• 고가 검진일수록 방사선 피폭량 많다(KBS, 2014. 11. 6)

• '3백만 원' 암 찾는 고가 검진. 실효성 의문(SBS, 2016. 3. 7)

• 美 암학회, 유방암 진단 X선 '더 늦게 시작, 덜 찍도록' 권장(뉴
시스, 2015. 10. 21)

• 한국, 갑상선암 과잉 진료 근거 있다(연합뉴스, 2017. 4. 6)

치과의사도 모르는 진짜 치과 이야기

최근 들어 건강검진의 문제점을 지적하는 논문과 책들이 발표되고 있습니다. 공통적으로 건강검진이 오히려 병을 부를 수 있다고 지적합니다. 필자는 세밀한 건강검진이 유익하기도 하지만 지엽적인 것을 찾는 데 몰두하는 것은 아닌지 우려됩니다. 몸에 대한 거시적·구조적·통합적인 측면은 간과한 채, 파편화된 의학에 맞춰 미시적·단편적인 검사만 이루어지면서 실제로 중요한 문제를 놓치는 경우가 있습니다. 아직은 이러한 관점의 의학이 확립되지 못했을 뿐 아니라 대중화되지 않았기 때문에 어쩔 수 없지만, 건강검진에 대한 우려와 비판의 목소리가 나온다는 것 자체가 바람직한 일이고 치과의사로서 부러운 일이기도 합니다. 왜냐하면 치과계는 구강 검진을 강조하면서 충치나 치석의 발견에 집중할 뿐 구강 검진으로 인한 문제점에 대해서는 관심이 없기 때문입니다. 구강 검진을 주기적으로 받으면 치아 건강에 도움이 될까요? 어린이 구강 검진을 중심으로 살펴보겠습니다.

검진을 자주 받을수록 충치 개수가 오히려 증가

요즘 아이들 중에서 치과에 가보지 않은 아이는 없습니다. 치아가 아파서 가기도 하지만, 대부분 아프지 않아도 주기적으로 방문하여 유치 발치도 하고, 실란트 및 충치 치료도 받고, 불소 도포도 받습니다. 이렇게 열심히 관리를 했는데도 치과에 가면 치료받아야 할 치아가 여전히 많다고 합니다.

초등학생 K는 4학년 때 '학생 치과 주치의 사업'을 통해 학교 구강 검진을 담당하는 A치과에서 구강 검진, 실란트 처치, 불소 도포, 양치질 교육 등을 받았습니다. 5학년이 되면서 다시 A 치과에 가서 매년 실시하는 학교 구강 검진을 받았는데, 충치가 많다는 이야기를 듣고 의심이 생겨 필자의 치과에 왔습니다. 검진 결과, 치아들이 깨끗했기 때문에 상담만 하고 보냈습니다. 이후 6학년이 되어 A치과에서 또 구강 검진을 받고 여전히 충치가 많다는 이야기를 들은 뒤, 다시 필자의 치과에 왔지만 여전히 치료할 부분이 보이지 않았습니다. 치과의사마다 충치를 판단하는 기준이 다르지만, 4학년 때 전체적으로 예방 처치를 받았고, 눈에 띄는 검은 부위가 없어도 치료할 치아가 많다면 환자나 보호자 입장에서는 치과를 불신할 수밖에 없습니다.

초등학생 L은 어렸을 때부터 정기적으로 B치과에 다녔습니다. 치과에서 하라는 치료는 다 받았습니다. 유치를 포함한 대부분의 치아에 실란트와 레진이 있었습니다. 잘 다니던 치과를 놔두고 필자의 치과에 온 이유는 레진 치료가 되어 있는 어금니한 개에 아주 작은 충치가 생겨 치료받아야 한다는 진단을 듣고 확인하기 위해서였습니다. 필자는 치료할 필요가 없는 미세한 점으로 진단했습니다. 그러나 보호자 입장에서 볼 때는 지금까지 열심히 치료받았고 해당 어금니는 치료받은 지 얼마 되지도 않은데다 아주 작아 보이는 점인데, 이걸 치료하는 게 맞는지 의심할 수밖에 없습니다. 게다가 치료 후 1년도 안 지나 다시 충치 치료를 해야 한다면 치료했던 치과의사가 오히려 미안해해야 하지 않을까요? 이러한 사례들은 넘쳐납니다.

충치를 제거한 후 치과 재료로 때워도 치과 재료와 치아 사이에는 미세한 틈이 존재하고, 시간이 흐르면서 그 틈은 커지고 검게 변합니다. 이것이 실제 충치일 수도 있고 착색으로 볼 수도 있는데, 검진을 자주 받을수록 충치 발견을 자신의 임무로 여기는 충치 탐색 전문가의 검색대를 무사히 통과하기란 쉽지 않습니다. 이처럼 반복되는 검진과 충치 치료가 의미 있는 행위인지 의심스러울 때가 많습니다. 왜냐하면 해마다 구강 검진을 받으면서 충치 개수는 달라지고, 20대가 되면 치료받았던 치아가 아파서 다시 치과를 찾기 때문입니다.

열심과 착각에 갇힌 현대인들

'학생 치과 주치의 사업'은 초등학교 4학년 학생들에게 구강 검진, 구강 보건 교육, 실란트 도포, 불소 도포 등을 무료로 하는 사업으로, 각 시군구에서 무상복지라는 이름으로 추진하고 있으며 치과의사협회도 적극 홍보하고 있습니다. 우리가 낸 세금으로 우리의 자녀들이 받는 좋은 혜택입니다. 그러나 이러한 정책 사업과 일반적인 학교 구강 검진을 주기적으로 받아도 어떤 치과의사를 만나느냐에 따라 치료해야 할 치아가 계속 늘어나는 현상을 경험하게 됩니다. 치료는 많이 받는데, 갈 때마다 치료를 계속 받아야 하는 불편한 상황이 반복되는 것입니다.

아이를 키우는 부모들은 대부분 30대 중반이 되면 치아가 안 좋아지는 것을 느낍니다. 자신이 어릴 때 치과를 다니지 않아서 치아가 안 좋다 생각하고 '내 자녀에게는 건강한 치아를 물려 줘야지'라는 생각에 아이를 데리고 열심히 치과에 다닙니다. 그러나 필자가 만난 30대 부모들 중 치아가 좋지 않은 사람들은 어릴 때부터 치과에 다닌 사람들이었습니다. 어릴 때 치료를 열심히 받은 사람들이나 그렇지 않은 사람들이나 치아 상태는 비슷했습니다. 오히려 어린 시절에 과도하게 치료받은 사람들과 치료받지 않고 방치한 사람들을 비교해보면 문제가 생겼을 때 전자가 후자보다 치료하기 더 어려운 경우가 많습니다. 아이러니한 일입니다.

형의 눈물

Q.   맞벌이 부모의 두 아들은 초등학생으로 외할머니의 돌봄을 받았습니다. 방학이 되어 형제는 학교 구강 검진을 받기 위해 외할머니와 함께 동네 치과에 갔습니다. 검진 결과, 형은 충치가 없고 동생은 신경 치료를 받았던 여러 개의 유치를 SS크라운으로 씌우지 않은 것과 그 외에도 충치가 많다는 것을 지적받았습니다. 두 형제 모두 영구치에 실란트를 바르지 않은 것도 지적받았습니다. 검진을 한 치과의사는 외할머니에게 부

모가 자녀 치아에 관심이 없다고 핀잔을 주며 무척 한심해했습니다. 이 모습을 지켜본 형은 자신의 부모를 무시한 치과의사의 말에 충격을 받고 치과에서 나온 후 울었습니다. 형제는 잘 지내고 있을까요?

A. 구강 검진을 받고 울었던 형은 필자의 첫째 아들입니다. 그리고 치아 상태가 형편없다는 소리를 들은 동생은 둘째입니다. 둘째 아들은 과거에 유치 어금니 두 개가 많이 썩어서 필자가 신경 치료를 했습니다. 치료 후 SS크라운을 하지 않고 GI로만 때웠고, 몇 개의 유치 어금니의 사이 충치도 GI로만 때웠습니다. 게다가 영구치 어금니에도 실란트를 하지 않았기 때문에 검진한 치과의사의 눈에는 매우 나쁜 구강 상태로 보였을 것입니다. 하지만 이후 몇 년이 지나도 충치 문제로는 전혀 고생하고 있지 않습니다.

충치가 없다는 첫째 아들과 구강 상태가 형편없다는 둘째 아들의 진짜 문제는 작고 후퇴한 위·아래 턱입니다(무턱). 그러나 대부분의 치과의사들은 이러한 구조적 문제에는 관심이 없고 충치에만 집중합니다. 치과대학에서 구조적 문제를 파악하고 개선하는 지식과 기술이 아니라 충치 치료만 배웠기 때문이며 환자들 역시 오직 충치 개수에만 관심을 갖기 때문입니다.

제1부 • 아이의 치아를 사랑하는 법

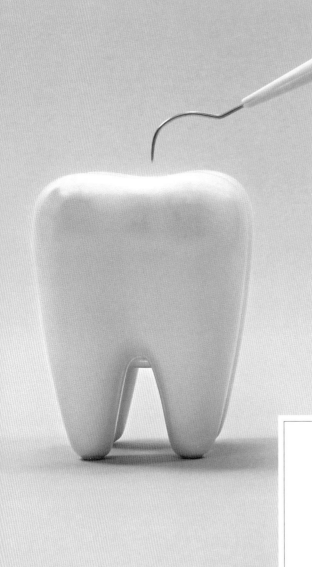

제2부

충치 치료의
두 얼굴

제6장

세균을 없애면 충치가 사라질까?

*

> 화학물질로 균을 없애거나 번식을 억제하기 시작하면, 이러한 화학물
> 질에 내성을 지닌 세균들이 생겨납니다. 그렇게 생긴 세균들을 죽이
> 기 위해 사람들은 더욱 강한 화학약품을 개발하고, 그러한 화학약품
> 에 내성을 지닌 새로운 세균들이 다시 생겨나고……. 이런 악순환 속
> 에 있는 게 근대 의학이라고 할 수 있습니다. 최근의 '항균 붐'도 이런
> 악순환을 더욱 가속화시키고 있습니다.
> —후지무라 야스유키, 『플러그를 뽑으면 지구가 아름답다』

제2부에서는 영구치 충치 치료에 대해 알아보려고 합니
다. 그전에 충치의 개념을 간단히 살펴보겠습니다. 치의학에서는
입안의 세균이 설탕 등의 탄수화물을 분해할 때 생기는 산acid 때
문에 치아가 손상되는 현상을 충치(치아우식증)라고 합니다. 충치
를 발생시키는 것은 환자 요인(치아의 위치와 형태, 타액의 양과 점
도, 유전, 질병, 임신, 수유 등), 세균 요인(구강 내 세균의 종류, 양, 활
동성 등), 환경 요인(구강위생 상태, 음식의 종류 등)이 있으며 이 세
가지가 충족되었을 때 충치가 발생하고, 여기에 시간 요인이 합

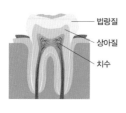

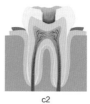
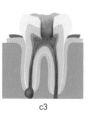

c1   c2   c3

그림 1-A
치아의 구조

그림 1-B
충치의 진행 단계
(법랑질에 국한한 c1충치, 상아질까지 진행된 c2충치,
신경까지 감염되어 통증을 유발하는 c3충치)

쳐져 충치가 진행된다고 가르칩니다.

치의학에서는 충치를 전염병으로 규정하고, 원인균으로 지목된 뮤탄스균S.Mutans을 박멸하기 위해 노력합니다. 이가 나지 않은 아기의 입속에는 뮤탄스균이 발견되지 않으므로 전염을 막기 위해 어른들과 입을 맞추거나 음식물을 공유하지 말라고 조언합니다. 양치질을 강조하고, 구강 소독제, 자일리톨껌 등을 홍보하기도 하며, 뮤탄스균 백신도 개발 중에 있습니다. 실란트를 발라 충치균이 치아의 홈 부위에 침범하지 못하게 하거나 불소를 발라 치아의 법랑질을 강화시킵니다. 이런 방법으로 세균을 박멸하면 충치 문제가 해결될까요?

세균으로 이루어진 몸

TV, 인터넷 등을 보면 곳곳에 세균이 많으니 청결에 힘쓰라는 이야기를 자주 듣습니다. 청결의 비교 기준은 보통 화장실 변기이고 우스갯소리로 변기가 제일 깨끗하다고 말하기도 합니다. 모든 것에 세균이 넘쳐나기 때문에 각종 수단들을 동원해서 세균을 박멸하려고 노력합니다. 이런 노력은 유익하기도 하지만 때로는 유해합니다. 가습기 살균제 사건, 항생제 남용에 따른 슈퍼박테리아 발생 등 수많은 예가 있으며 구강위생과 관련된 사례들도 이를 뒷받침합니다.

많은 연구에 따르면 치주 질환 예방, 입 냄새 제거, 항균 및 보존 작용을 위해 사용하는 비누, 치약, 가글액, 화장품 등에 포함된 '트리클로산'은 간암, 유방암, 불임, 갑상선 저하증을 유발할 수 있습니다. 또 합성 계면활성제가 포함된 치약을 염화물이 포함된 가글과 함께 사용하면 치아 착색, 입안 유익균 감소, 입안 곰팡이균 증가가 일어나고, 알코올이 포함된 가글은 구강암 발생을 증가시킵니다. 구강청결제는 혈관을 이완시키는 산화질소를 만드는 데 도움이 되는 유익균을 없애기 때문에 고혈압을 유발하고 심장마비와 뇌졸중 사망률에도 영향을 줍니다. 게다가 당뇨병을 유발할 수 있다는 연구 결과도 나왔습니다. 이런 연구들은 모두 입속 세균을 없애려는 노력이 더 큰 질병을 야기할 수 있음을 보여줍니다.

우리는 역사를 통해 전염병의 무서움과 공중위생의 중요함을 알고 있습니다. 그러나 동시에 세균에 대한 편견에도 사로

잡혔습니다. 기본적인 청소와 세척을 넘어서 강박적인 청결과 항생제 남용으로 인간은 더 나약해진 반면, 질병들은 더 강력해졌습니다. 전염병은 감소했지만 아토피, 천식 등과 같은 면역 질환이 크게 증가하고 있습니다. 이는 지나친 살균으로 인체 내 세균의 다양성이 줄어들고 유익균과 유해균들 사이에 균형이 무너지면서 생겨난 현상입니다.

우리 몸에 사는 미생물의 수는 약 100조 마리, 종류는 1만 종으로 추산됩니다. 인간의 세포 수보다 많으니 우리 몸의 진짜 주인이 누구인지 돌아보게 됩니다. 이런 관점에서 보면 우리 몸은 자신과 100조 마리의 미생물이 공존하는 생태계라 할 수 있습니다. 인체가 세균 덩어리이고, 주변 환경도 세균으로 가득하다면 건강을 위해 유익균과 유해균의 조화를 추구해야 합니다. 인간은 세균을 비롯한 미생물을 이길 수 없습니다. 미생물을 싸워서 없애야 할 대상으로 여기는 순간, 우리는 실패할 수밖에 없습니다.

입안의 세균이 충치의 원인일까?

입안에 있는 세균의 종류는 300~1300종으로 알려져 있습니다. 아직 그 종류조차 정확히 파악하지 못할 정도로 다양합니다. 입안에 서식하는 세균의 수는 사람마다 다르지만 100억 개 정도로 추산됩니다. 지구에 사는 사람보다 훨씬 많은 수의 세균들이 입안이라는 작은 공간에 살고 있습니다.

치의학은 입안에 있는 세균 중에서 유해균을 구강 질환의 원인으로 보고 이를 없애는 데 주력합니다. 그래서 양치질 방법을 교육하고, 구강청결제도 사용하라고 권장합니다. 세균이 치아에 살지 못하도록 충치 예방 처치를 하고, 세균 덩어리라는 치석이 잇몸에 생기면 이를 제거하기 위해 스케일링도 합니다. 충치가 조금이라도 보이면 충치를 제거하고 때웁니다. 그러나 이렇게 세균을 없애는 데에만 집중하는 치료는 한계가 있습니다.

환자를 대상으로 한 조사에 따르면, 충치 치료 후 5년 안에 이미 치료를 받은 부위에서 다시 충치가 생기는 비율이 30%나 된다. 이를 '2차 충치'라고 하며 2차 충치가 생기면 금이나 아말감 같은 충전물을 제거하고 다시 치료를 해야 한다. 또한 충치 치료를 했다고 안심하지 말고 적어도 1년에 한 번은 정기적인 검진을 받아야 한다.(헬스조선, 2015. 1)

치과에 자주 가서 미리미리 치료받으라는 위의 기사를 잘 읽어보면 오히려 반복적인 충치 치료가 원인 치료가 아님을 알 수 있습니다. 세균을 죽이기 위해 충치를 꼼꼼히 갈아서 때워도 다시 검게 되거나 썩는 경우가 허다하고 신경까지 진행되는 경우도 많습니다. 왜 그럴까요? 또 입안에 심한 충치가 여러 치아에 생긴 경우도 있지만 한 개 또는 몇 개에만 생긴 경우가 대부분입니다. 입안에는 엄청나게 많은 뮤탄스균이 있는데 왜 특정 치아에만 충치가 생길까요?

이런 고민과 의심 없이 무조건 검은 부분과 충치균을 없애는 충치 치료가 갖는 한계와 부작용에 대해 알아보려 합니다. 대표적으로 사용되는 충치 치료 재료(또는 방식)로 나누어 설명하면서 꼼꼼한 충치 제거, 고가의 재료가 늘 좋은 것은 아니며, 경우에 따라선 오히려 위험할 수도 있다는 점을 사례를 들어 설명하겠습니다.

제7장

금인레이는 정말로 좋은 방법일까?

＊

편도선 절제 수술의 경우, 어린이들이 불필요한 치료를 받으면서 입는 손실은 의사들이 수술의 이익을 과다하게 선전하면서 더욱 커진다. 이처럼 치료를 받고 나서 숨어 있거나 나중에 나타나는, 이익을 훌쩍 넘는 순손실을 의원성 질환(iatrogenics)이라고 하는데, iatros는 그리스어로 의사를 의미한다. ―나심 니콜라스 탈레브, 『안티프래질』

금으로 때워도 사이 충치는 막지 못해요

우선 가장 비싸지만 가장 많이 하고 내구성이 가장 좋은 것으로 인정받는 '금인레이'부터 살펴보겠습니다. 어금니 충치를 제거하고 본을 떠서 모형을 만든 후 금을 주조해 만든 충전물을 금인레이gold inlay라고 합니다. 환자의 사례를 보면서 금인레이의 한계에 대해 알아보겠습니다.

그림 1의 20대 환자는 어렸을 때 어금니 네 개를 아말감으로 때웠고, 1년 전 어느 치과에 갔다가 충치가 있다고 해서 어금

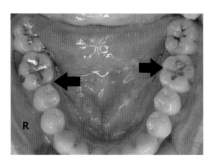

그림 1
20대 환자의 아래 치아

니 전부를 금으로 때우기로 결정하고, 우선 오른쪽 위·아래 어금니 네 개만 금으로 때웠습니다. 반대쪽 어금니들도 치료받기로 했다가 차일피일 미루고 있던 중 필자의 치과에 방문했습니다. 그림 1을 보면 오른쪽 어금니 두 개에는 씹는면과 옆면에 금인레이가 있습니다. 반면 왼쪽 어금니의 씹는면은 과거에 때웠던 아말감이 떨어진 상태이고, 맨 뒤 어금니의 씹는면은 충치가 방치된 상태입니다. 환자는 아말감이 언제 떨어졌는지도 모르고 아무런 불편함을 느끼지 않았습니다. 맨 뒤 어금니의 충치도 별다른 증상이 없습니다.

환자가 필자의 치과에 온 것은 1년 전에 금인레이로 때운 어금니 사이가 썩은 것을 발견했기 때문이었습니다. 이런 상황에서 치과의사들은 아말감이 떨어진 어금니와 그 뒤 충치가 있는 어금니의 충치를 제거한 후 금으로 때우라고 할 것입니다. 왜냐

치과의사도 모르는 진짜 치과 이야기

하면 금은 튼튼하면서도 물리적인 성질이 치아와 유사해서 힘을 많이 받는 어금니 부위에 가장 좋은 충전물이라고 배웠기 때문입니다(레진이나 세라믹 같은 재료를 권하기도 합니다). 1년 전에 금으로 때웠지만 사이가 썩은 어금니는 금인레이를 뜯어내고, 사이 충치도 말끔히 제거한 후 다시 금인레이로 하라고 권유할 가능성이 높습니다. 결국 아래 어금니 네 개 모두에 금인레이가 부착될 것입니다.

이제 정리해보겠습니다. 이 환자가 치과에 온 것은 1년 전에 치료받은 어금니, 그것도 가장 비싼 금인레이를 장착한 치아에 생긴 사이 충치 때문입니다. 씹는면 충치를 방치한 어금니들은 아무 증상이 없는 반면, 금으로 때운 어금니에는 사이 충치가 생겼습니다. 실란트가 사이 충치의 발생을 막지 못한 것처럼 비싼 금인레이도 사이 충치를 막지 못합니다. 따라서 씹는면 충치를 굳이 비싼 금인레이로 할 필요가 없고, 오히려 방치하는 것도 좋은 방법이 될 수 있습니다.

치아를 쪼개거나 부러뜨리는 금인레이

금인레이의 가장 큰 문제점은 치아를 금 가게 하거나 부러뜨리는 것입니다. 가장 비싼 충치 치료가 치아를 금 가게 해서 신경 치료를 받아야 하거나 결국 치아까지 뽑게 되는 경우는 아주 많습니다.

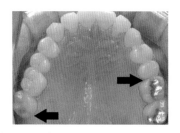
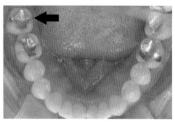

그림 2-A
위 치아(40세)
금인레이가 부착된 왼쪽 어금니는 금이 가고,
오른쪽 어금니는 금인레이가 탈락됨

그림 2-B
아래 치아(43세)
금인레이가 부착된 어금니에 금이 감

그림 2의 환자는 경제적으로 넉넉한 편이 아닙니다. 30대 중반에 스케일링을 하러 치과에 갔다가 어금니에 충치가 있는데, 금으로 때우는 것이 좋다는 이야기를 듣고 모아둔 돈으로 큰어금니 여덟 개 중 일곱 개를 금으로 때웠습니다. 이후 40세에 치아가 아파서 필자의 치과에 내원했습니다. 금인레이가 있는 위 왼쪽 큰어금니에 금이 가서 씹을 때마다 통증을 느끼는 상황이었습니다. 저작력이 금인레이를 통해 치아를 쪼개는 힘으로 작용했고, 그 힘이 몇 년간 지속되다 보니 결국 치아를 금 가게 한 것입니다.(그림 2-A) 금인레이를 제거한 후 신경 치료를 하고 크라운으로 씌웠습니다. 처음부터 씹는면 충치를 금인레이로 때우지 않았다면 이런 불상사는 일어나지 않았을 것입니다.

참고로 이 환자의 위 오른쪽 맨 뒤 어금니에는 아주 작은 금인레이가 있었는데, 떨어진 상태로 몇 년이 지났지만 아무 이

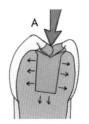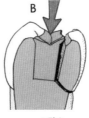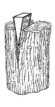

그림 3
치아에 끼워 넣은 금인레이는 나무를 쪼개는 쐐기와 같고,
금인레이가 클수록 치아는 얇아지기 때문에 균열 가능성은 더 높아집니다.

상이 없습니다.(그림 2-A) 씹는면 충치는 그냥 두어도 괜찮다는 것을 보여줍니다.

3년 후 이 환자는 아래 오른쪽 맨 뒤 어금니가 아파서 다시 필자의 치과에 왔습니다. 이번에도 금이 가서 생긴 통증 때문이었습니다.(그림 2-B) 금인레이를 뜯어내고 신경 치료 후 크라운으로 씌웠습니다. 많은 돈을 내고 충치 치료를 했지만, 돌아온 것은 고통스럽고 비싼 신경 치료와 크라운이었습니다.

사진으로 알 수 있듯이 환자의 치아 배열은 양호합니다. 이 정도의 가지런한 치열궁을 가진 환자를 만나기란 흔치 않습니다. 이 점을 강조하는 이유는 이 환자처럼 정상적인 치아 배열을 가진 사람들은 양치질을 대강 해도 자연정화가 되어 충치가 잘 생기지 않기 때문입니다. 이런 사람들은 대부분 충치로 고생하지 않다가 평균 50대부터 잇몸병을 경험합니다. 치료가 필요한 충치가 생겨도 한두 개에 그칠 뿐입니다. 이런 좋은 조건을 가졌는데, 안타깝게도 금인레이로 인해 치아에 균열이 생겨 신경 치료를 받고 크라운까지 하게 되었습니다.

사실 크라운이라도 해서 치아를 살릴 수 있다면 그나마 다행이지만 금인레이 후 치아 균열 때문에 바로 뽑는 경우도 많습니다. 환자 H는 31세 때 스케일링을 받으러 치과에 갔다가 충치가 많아서 치료를 해야 하고, 어금니는 금으로 때우는 것이 좋다는 조언을 들었습니다. 그래서 어금니 여섯 개를 금인레이로 때웠습니다. 3년 뒤 환자는 금인레이로 때운 어금니가 아파서 필자의 치과에 내원했습니다. 검사해보니 어금니가 뿌리까지 금이 간 상태여서 뽑을 수밖에 없었습니다. 스케일링을 받으러 치과에 갔다가 치아를 좋게 해주겠다고 해서 금인레이로 때웠는데, 결국 30대에 치아를 뽑게 된 것입니다. 발치 후 잇몸뼈가 차오르기를 기다렸다가 임플란트를 했습니다. 임플란트를 완성하려면 몇 개월이 소요되는데 그 와중에 다른 큰어금니에 있던 금인레이가 떨어졌습니다.

끊임없이 떨어지는 금인레이

금인레이가 떨어져서 치과에 오는 사람들을 정말 자주 봅니다. 금인레이를 많이 해서이기도 하지만, 금인레이의 한계 때문이기도 합니다. 이런 환자들이 넘쳐나면 금인레이의 문제점에

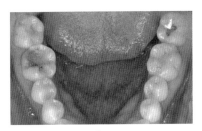

그림 4-A
금인레이가 탈락된 오른쪽 큰어금니

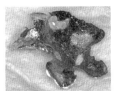

그림 4-B
구멍이 생길 정도로
얇은 금인레이

대해 생각해봐야 하는데, 치의학은 여전히 충치를 제거하고 금으로 때우기에만 급급합니다.

　그림 4의 40대 환자는 다른 치과에서 어금니를 금인레이로 때웠습니다. 그리고 3년 뒤 오른쪽 어금니의 금인레이가 떨어져 필자의 치과에 왔습니다. 탈락된 금인레이는 매우 얇았고 구멍도 있었습니다. 금인레이가 얇다는 것은 충치가 깊지 않았고 치료할 필요가 없는 씹는면 충치였음을 의미합니다. 강력한 본드로 다시 부착해도 쉽게 떨어집니다. 사실 떨어져도 괜찮고 그대로 방치해도 괜찮습니다. 왜냐하면 충치가 깊지 않고, 환자의 입안 상태를 봤을 때 충치가 잘 생기지 않는 체질이며, 40대에는 충치가 아닌 잇몸병으로 고생하기 때문입니다.

　왼쪽 맨 뒤 어금니에는 작은 금인레이가 있는데, 크기가 작아서 잘 떨어지지 않을 것입니다. 떨어지지 않으니 환자는 치료를 잘 받았다고 여길 것입니다. 그러나 다시 생각해보면 '작은 충치를, 그것도 금으로 치료할 필요가 있었을까?' 하는 의심이 생깁니다.

씹는면의 깊이가 얕거나 크기가 작은 충치는 그냥 두어도 되고, 굳이 치료를 받겠다면 금이 아닌 레진과 같은 직접 채워 넣는 재료로도 충분합니다. 작은 충치를 금으로 때우는 것은 비경제적일뿐더러, 큰 충치를 금으로 때우면 치아 균열이나 금인레이의 탈락이 일어납니다.

그림 5는 다른 치과에서 어금니의 씹는면과 옆면 충치를 제거하고 금인레이를 했지만 몇 년이 지나 탈락된 후 즉시 필자의 치과에 온 환자의 사진입니다. 금인레이로 때울 때 분명히 충치를 깨끗이 제거했을 텐데 속은 여전히 검게 변해 있습니다. 아무리 완벽하게 충치를 때운 것 같아도 시간이 흐르면서 재료와 치아 사이에는 미세한 틈이 생길 수밖에 없습니다. 충치를 완벽

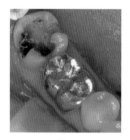 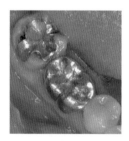

그림 5-A
5년이 안 된 금인레이가 탈락된 모습

그림 5-B
금인레이를 구멍에 맞춰본 모습

치과의사도 모르는 진짜 치과 이야기

하게 제거하다 보면 치아의 구멍(와동cavity)이 커지고, 충전물의 크기도 커집니다. 그에 따라 치아와 재료 사이의 경계 부위도 커지고, 충전물이 받는 저작력도 커지기 때문에 충전물이 변형되기 쉽고 틈은 점점 커집니다. 그래서 충치가 다시 생길 가능성이 오히려 더 높아집니다. 금인레이가 떨어진 상황에서 검은 부분을 갈고 다시 금으로 때우는 것은 치아를 약화시키는 행위를 반복하는 것입니다. 검은 부분을 꼼꼼히 제거하다 보면 신경이 노출되면서 아프지 않았던 어금니까지 신경 치료를 하게 되는 경우도 많습니다.

꼼꼼하고 과도하게 충치를 제거한 후 커다란 금인레이를 어금니에 장착하면 금인레이를 둘러싼 치아의 두께가 얇아지면서 어금니에 금이 가거나 치아가 부러질 수 있다는 점은 앞에서 살펴보았습니다. 따라서 치아가 부러지기 전에 금인레이가 탈락되는 것이 치아에는 다행스러운 일입니다. 그래서 탈락된 금인레이를 다시 부착하기보다는 오히려 금보다 약한 재료(레진, 세라믹, GI)로 때우는 방법이 더 안전합니다. 충치의 크기가 너무 크면 때우지 못하고 크라운을 해야 할 수도 있습니다.

수리가 불가능한 금인레이

금인레이의 문제점은 또 있습니다. 그것은 일반 충치 재료와 달리 수리가 힘들거나 불가능하다는 점입니다. 금으로 때웠는데 주변이 썩거나 부러지면 금을 모두 뜯어내고 다시 치료해야 합니다. 다른 재료에 비해 뜯어내기도 쉽지 않습니다. 금인레이가 치아에 부착되는 방식은 치아를 파내서 그 속에 끼워 넣고, 중간의 미세한 틈은 본드로 '채워주는' 방식입니다. 금반지가 끊어지면 본드로 붙이지 못하는 것처럼 금은 다른 재료(레진, GI, 아말감 등)와 접착되지 않습니다. 따라서 금인레이를 하고 나서 충치가 생기거나 치아 일부가 부러지면 그 부분만 수리하기가 어렵습니다. 부러진 부분만 레진 등으로 때울 수도 있지만, 자꾸 떨어지기 때문에 결국 금을 뜯어내고 다른 재료로 때우거나 크라운으로 씌워야 합니다. 이 과정에서 치아는 더 삭제되고, 점점 약해집니다.

마지막으로 가장 중요한 문제점이 있습니다. 금인레이의 모양이 원래 치아의 모양을 온전히 복제하지 못해 위·아래 치아들이 서로 만나는 접촉점이 제대로 만들어지지 않는 경우입니다. 이런 현상은 모든 충치 치료에 내재된 위험으로, 특히 금인레이와 같은 인레이 방식에서 일어나기 쉽습니다. 이 내용은 제21장에서 별도로 설명하겠습니다.

금인레이가 필요한 경우

어금니의 씹는면에 충치가 생겼을 때 튼튼한 것이 좋다고 해서 금인레이로 때워도 정작 중요한 사이 충치는 막지 못하니다. 오히려 튼튼한 금인레이가 치아를 금 가게 하고 부러뜨립니다. 금인레이는 탈락되기 쉬운데, 탈락 후 충치가 있다고 자꾸 갈고 때우는 과정에서 치아는 점점 약해집니다. 금인레이 후 치아가 약간 썩거나 부러져도 그 부분만 수리할 수 없고, 전부 뜯어낸 뒤 새로 해야 하는 경우가 대부분입니다.

환자가 입을 벌린 상태에서 '씹는면 충치'에 레진 등의 재료를 채워 넣는 작업은 비교적 쉽습니다. 그러나 어금니 '사이 충치'를 직접 때우는 작업은 난이도가 매우 높습니다. 그 때문에 사이 충치는 본을 떠서 모형을 만든 뒤 충전물을 만드는 인레이 방식을 많이 사용합니다. 오래전부터 금인레이가 사용되었으며 요즘에는 레진 인레이, 세라믹 인레이 등으로 바뀌고 있습니다. 이런 재료는 치아 색과 유사하고 금속이 아니어서 생물학적으로도 유익하지만 금인레이에 비해 치과의사가 다루기 까다롭고 재료가 부러질 가능성도 있습니다. 하지만 레진이나 세라믹 등의 재료가 부러지는 것은 어쩌면 좋은 현상입니다. 재료가 부러졌다는 것은 치아가 힘을 많이 받는다는 뜻인데 앞서 설명했듯이 금인레이를 했을 경우, 과도한 힘이 금인레이를 통해 치아에 전달되면 치아가 부러지거나 금이 가기 때문입니다. 단단한 금은 치아를 희생시키지만, 레진이나 세라믹 같은 다소 약한 재료는 치아를 보호하면서 자신을 희생시킵니다. 따라서 어금니의 사이 충치 치료 때 금인레이도 좋지만 치아 보호 측면에서 레진 인레이나 세

라믹 인레이가 더 좋은 선택이 될 수 있습니다. 그러나 이런 재료
들을 사용할 때도 충치 제거 과정에서 치아가 지나치게 많이 삭
제된다면 금인레이가 유발하는 부작용을 그대로 경험할 수 있습
니다.

토털 치료? 토털 파괴?

사람들은 치과의사들이 교정이나 임플란트로 큰돈을 번다
고 생각합니다. 요즘 유행하는 라미네이트, 올세라믹 크라운과
같은 치아 성형 역시 여러 개의 치아를 한꺼번에 하면 비용이 많
이 듭니다. 그러나 교정이나 치아 성형을 하지 않는 치과의사도
있고, 임플란트 환자가 매일 있는 것도 아닙니다. 몇 개월이 걸리
는 임플란트와 몇 년이 걸리는 교정 치료는 점차 대중화되면서
치료비가 계속 줄어드는 반면, 치과의사 수는 급격히 증가하면서
치과당 임플란트·교정 환자 수는 줄어들고 있습니다. 충치로 통
증이 심해서 치과에 가면 신경 치료를 하고 크라운을 씌웁니다.
이 치료 역시 환자 입장에서는 비싸다고 생각하지만 한국의 신
경 치료 비용은 전 세계에서 가장 저렴한 수준입니다. 게다가 신
경 치료를 완벽하게 하기란 상당히 어렵고, 그래서 여러 번 치료
한 후에야 크라운을 씌우기 때문에 쉽게 돈을 버는 치료가 아닙
니다. 장사(사업)가 잘되려면 회전율이 높아야 합니다. 그러나 앞
에서 언급한 고가의 치과 치료들은 대부분 시간이 오래 걸리고

난이도가 높은데, 그마저도 치과당 환자 수는 줄고 치료비는 낮아지고 있습니다.

　이런 상황에서 빛을 발하는 것이 바로 금인레이입니다. 사실 오래전부터 대다수 치과의 주 수입원은 금인레이였습니다. 모든 사람들이 교정, 임플란트, 치아 성형 등에 관심을 갖지는 않습니다. 그러나 충치에는 관심이 많고, 늘 걱정합니다. 이 때문에 정기적으로 구강 검진을 받고, 충치로 아픈 치아뿐만 아니라 아프지 않은 충치들도 치료합니다. 그리고 환자나 치과의사 모두 금이 좋다고 생각하기 때문에 아무 거부감 없이 치아에 금을 끼워 넣습니다. 레진 등으로 직접 때우는 과정은 치과의사가 환자 옆에서 10분 이상 직접 힘들게 작업해야 하지만, 금인레이는 치과의사가 치과용 드릴로 잠깐 동안 치아를 갈기만 하고 그다음 과정은 직원들이 하는 경우가 많기 때문에 치료 속도도 빠릅니다. 그리고 치료 후 조금이라도 맞지 않으면 불편함이 바로 나타나는 레진이나 세라믹에 비해 금인레이는 불편함을 잘 느끼지 못합니다. 앞에서 설명한 금인레이의 문제점들은 몇 년이 지나서야 나타납니다. 시간이 한참 흐른 뒤에 문제가 생기고 환자들은 어느 치과에서 어떤 치아를 치료받았는지 기억하지 못하기 때문에 문제가 생겨도 치료한 치과에 가서 아무 말도 하지 못하거나 다른 치과를 찾아갑니다. 임플란트, 교정, 치아 성형과 달리 사후 책임 소재가 불분명하기 때문에 치과의사 입장에서는 편한 치료입니다. 다시 말해 가장 편하게 돈을 벌 수 있는 치료가 금인레이이고, 인레이를 많이 하는 치과가 돈을 잘 버는 치과가 됩니다. 사람들은 환자가 많으면 치료를 잘한다고 생각하기 때문에 예약이 힘들어도 그런 치과를 찾아가 금인레이로 충치 치료를 받습니다.

충치 치료 후의 모습들을 보면 여덟 개 큰어금니 모두에 금인레이를 장착한 상태부터 여덟 개의 작은어금니까지 포함하여 열여섯 개의 어금니 모두에 금인레이를 장착한 상태까지 다양합니다. 사랑니까지 금으로 때운 경우도 있습니다(사랑니를 소중히 여기는 필자지만 사랑니를 금으로 때울 필요는 없다고 생각합니다). 한 환자의 큰어금니 여덟 개를 금으로 때우고 바깥에서 잘 보이는 작은어금니 여덟 개를 레진으로 때우는 등 모든 어금니의 충치를 때우는 행위를 '토털 치료'라고 합니다. 과연 토털 치료일까요? 사이 충치가 심했다면 당연히 치료해야 합니다. 그러나 아프지도 않고, 상태가 심하지도 않은 씹는면에 국한된 충치를 제거한 뒤 금으로 때우는 것은, 게다가 여러 개의 치아를 단기간에 때우는 것은 치아 건강에 의미가 없거나 오히려 위험한 행위입니다.

입을 꽉 다물었을 때 위·아래 어금니들은 전체적으로 같은 타이밍에 비슷한 세기로 만나야 치아들이 골고루 힘을 받아 건강할 수 있습니다. 그러나 금인레이 등 치과 재료가 많아지고 크기가 클수록 원래 치아의 모양을 복제하기 어렵습니다. 그러다 보면 위·아래 치아가 만나는 접촉점의 위치나 치아가 받는 저작력의 세기가 때우기 전 상태와 달라집니다. 이런 변화가 몇 달 또는 몇 년 동안 지속되면 결국 치아에 통증이 생기거나, 금인레이가 탈락되고, 최악의 경우에는 치아가 부러집니다. 운 좋게 이런 일이 생기지 않아도 30대 이후에는 금인레이 등으로 때운 수고와 상관없이 사이 충치나 잇몸병 때문에 치과를 다시 찾는 경우가 많습니다. 토털 충치 치료가 아니라 토털 치아 파괴일 수 있습니다.

금으로 입안을 도배한 여성

Q. 20대 중반의 여성은 위 작은앞니의 사이 충치 때문에 치과에 갔습니다. 아프지 않았지만 충치가 깊다고 해서 신경 치료를 받고 씌웠습니다. 추가로 어금니에 충치가 많고 사랑니도 뽑으라고 해서 아프지는 않았지만 어금니 여섯 개는 금으로, 어금니 두 개는 레진으로 때우고 사랑니 네 개는 뽑았습니다. 당시 받았던 월급보다 더 많은 돈을 치료비로 지출했습니다. 40대 중반이 된 이 여성은 어떻게 지내고 있을까요?

A. 금으로 입안을 도배한 여성은 필자의 처형입니다. 씹는면에 있는 여섯 개의 작은 금인레이와 두 개의 작은 레진은 아직도 잘 붙어 있고, 균열도 일으키지 않습니다. 치료를 잘했다고 감사해야 할까요? 치아 관리를 열심히 해온 처형은 40대가 되면서 잇몸병으로 고생하고 있습니다. 깨끗한 입안에서는 충치가 문제 되지 않기 때문에 씹는면 충치를 금으로 때우지 않았어도 별문제 없었을 것입니다.

· 제8장 ·

아말감을 떠나보내며

*

우리 대부분에게 있어 장내 이로운 세균이 결여되는 데는 여러 이유
가 있다. 그중 항생제의 사용, 수은 독성, 정제된 탄수화물, 그리고 커
피 등이 일반적인 원인이다.

—수잔 스톡톤, 『건강의 모든 것 생체 환경』

아말감은 수은, 은, 주석, 구리 등으로 이루어진 치아 충전
재입니다. 충치 재료 중에서 가장 저렴하고 튼튼해서 오랫동안
사용되었으나 근래에는 수은 독성 문제로 기피하는 추세입니다.
이런 추세에 반대하여 2010년 한 신문 기자가 아말감은 안전하
고 튼튼한 치과 재료인데 치과의사들이 돈을 벌기 위해 보험 재
료인 아말감보다 비보험 재료를 권하고 있다며 아말감 사용을 추
천하는 기사를 쓰기도 했습니다. 아말감 수은 중독의 근거가 부
족하고, 주의해서 취급하면 아말감을 다루는 치과의사도 안전하

며, 경제적으로 어려운 사람들에게 저렴한 아말감 치료를 제공하는 것도 의료인의 의무이기 때문에, 일선 병원에서만큼은 아말감 시술을 해야 한다는 것이 기사의 주 내용이었습니다.(오마이뉴스, 2010. 10) 보건복지부도 2015년 '건강보험 중기 보장성 강화 계획'을 통해 아말감 충전술을 초기 충치 치료에 적극 활용하겠다고 발표했습니다. 이 정책이 발표된 뒤 아말감에 대한 논란이 잠깐 있었습니다. 복지부의 의도는 아말감이 비용 대비 효과가 뛰어난 방식이므로 고액 치료비에 따른 건강보험 재정 부담을 사전에 차단하겠다는 것이고, 치과계의 입장은 환자의 인체 유해성이 우려되고 진료실 오염뿐만 아니라 환경 오염까지 유발하는 아말감을 줄여야 한다는 것이었습니다. 이러한 논란은 오래전부터 있었고 앞으로도 계속될 것입니다.

필자는 아말감을 사용하지 않습니다. 인체 유해성 및 환경 오염에 대한 우려 때문이기도 하지만 근본적으로는 충치 치료의 본질 때문입니다. 그 본질은 앞에서 언급한 신문기사의 마지막 문장과 관련이 있습니다. 기사를 쓴 기자는 "아무 치료도 하지 않는 것보다는 아말감으로 치료하는 것이 환자의 건강에 도움이 되는 일임은 누구나 아는 사실이다"라고 했습니다. 그러나 필자는 아무 치료도 하지 않는 것이 진짜 치료일 수 있다고 생각하기 때문에 아말감을 사용하지 않습니다. 이제 아말감에 대해 살펴보겠습니다.

10대 시절 부모님과 함께 치과에 가면 치과의사는 충치를 꼼꼼히 찾아냅니다. 그리고 충치가 많으니 모두 때우라고 합니다. 요즘에는 실란트와 불소를 왜 받지 않았냐며 나무라기도 합니다. 충치를 때우는 재료는 금, 레진, 아말감 등이 있다고 말합니다. 열 개가 넘는 충치를 다 치료하라고 하니 보호자 입장에선 상당히 부담스럽습니다. 그래서 보험이 되는 저렴한 아말감으로 '모두' 때워달라고 합니다. 아이의 치아들을 갈고, 아말감을 넣습니다. 세월이 흘러 아이가 성인이 되어 치과에 가면 그림 1과 같은 모습을 보게 됩니다.

그림 1의 환자는 10대에 사랑니를 포함해 거의 모든 치아를 아말감으로 때웠으나, 20대에 위 오른쪽 어금니가 또 썩어 치과에 가서 아말감을 제거한 후 금인레이를 부착했습니다. 32세에 위 왼쪽 큰어금니 사이가 썩어서 필자의 치과에 왔습니다.(그림 1-A 화살표) 그런데 환자가 먼 곳에서 살기 때문에 집 근처 치과

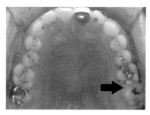

그림 1-A
32세 때 치아 모습

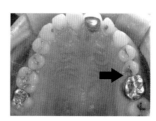

그림 1-B
35세 때 치아 모습

에서 치료받도록 권했습니다. 그리고 3년이 흘러 다시 필자의 치과에 왔는데 이번에는 위 왼쪽 작은어금니 사이가 썩어서 부러진 상태였습니다.(그림 1-B 화살표) 씹는면의 미세한 충치까지 거의 모든 치아들을 아말감으로 때웠지만 결국 치아 사이가 썩어서 치과에 계속 다니고 있습니다.

사진 속 아말감을 살펴보겠습니다. 일단 아말감의 크기가 작습니다. '점'처럼 보이는 곳도 많습니다. 이는 충치가 작았음을 의미합니다. 작은 충치는 그냥 방치해도 됩니다. 하지만 모두 갈아서 때웠습니다. 작은앞니와 송곳니의 안쪽도 때웠습니다. 이런 부위의 충치는 잘 진행되지 않기 때문에 때울 필요가 없습니다. 또 다른 문제는 사이 충치입니다. 이전에 모든 어금니를 아말감으로 때웠지만 여러 치아에서 사이 충치가 생겼습니다. 이는 재료와 상관없이 씹는면 충치 치료가 아무런 예방 효과가 없다는 점을 다시 한번 확인시켜줍니다.

대부분의 환자에게 실제로 필요한 것은 '지켜보면서 기다리기'입니다. 아말감이 저렴하다고 해서 모두 때우기보다 아무것도 하지 않는 것이 유익합니다. 굳이 치과적 조치를 취해야 한다면 위 오른쪽 작은어금니가 회전된 것을 교정하거나 식생활과 양치질에 대해 교육하는 것입니다. 마지막으로 입안에는 22개의 아말감이 있었지만 이 환자는 건강하다는 점입니다. 이 때문에 아말감 수은 논란은 계속될 수밖에 없습니다. 이 논란은 끝이 없으므로 여기서는 생략하고 아말감을 통해 충치 치료의 본질적인 문제를 살펴보겠습니다.

충치 제거는 곧 치아 삭제

치의학에서는 아말감의 단점으로 수은의 유해성, 검은 색깔, 과도한 치아 삭제 등을 언급합니다. 아말감은 구멍(와동) 속에 가루를 다져 넣는 방식으로 아말감이 빠져나오지 않도록 하부를 넓게 삭제해야 하므로 치아를 많이 갈아야 합니다(금인레이는 치아에 끼워 넣기 때문에 하부를 좁게 삭제합니다). 하지만 현실에서는 금, 아말감 등의 재료와 상관없이 검은 부위가 얼마나 깊고 넓은지 또는 치과의사가 검은 부분을 어느 정도로 꼼꼼하게 제거하는지에 따라 치아 삭제량은 천차만별입니다. 사실 아말감을 하기 위해 치아를 지나치게 삭제하는 것보다 아말감으로 때우고 몇 년 뒤 치과에 갔을 때 아말감을 바라보는 치과의사의 시각이 더 큰 문제를 유발합니다.

그림 2는 아말감을 레진으로 바꾸는 과정을 보여줍니다. 치과의사는 아무 증상이 없는 씹는면 충치를 완벽하게 제거하고 커다란 아말감을 치아에 넣습니다. 몇 년 뒤 환자가 치과에 가면 아말감 주변이 어두우니 또는 2차 충치가 생겼으니 더 좋고 비싼 재료로 바꾸라고 합니다. 환자는 전혀 아프지 않은데도 이에 동의하고, 치과의사는 아말감과 충치를 꼼꼼히 제거합니다. 치아는

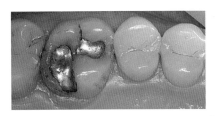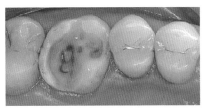

그림 2
아말감을 레진으로 교체하는 과정에서 지나치게 많이 삭제된 치아

다시 지나치게 갈리고 다른 재료로 채워집니다. 환자는 좋은 치료를 받았다고 안심하지만 이 과정에서 치아의 양은 줄어들고 약해집니다. 그리고 몇 년 지나면 썩거나, 착색이 생기거나, 치아가 깨져서 치과에 다시 가게 됩니다. 처음부터 충치를 그냥 두었다면, 또는 안 좋아 보이는 아말감을 그냥 두었다면 이런 일은 벌어지지 않았을 것입니다. 물론 씹는면 충치를 방치하는 것이 항상 맞는 일은 아니지만, 필자의 치과에 내원하는 환자를 보면 충치 치료를 받았던 치아에 문제가 생겨서 오는 경우가 충치 치료를 받지 않아서 오는 경우보다 더 많습니다.

그림 3의 19세 환자는 다른 치과에서 구강 검진을 받은 후 치료할 치아가 많다고 해서 필자의 치과에 왔습니다. 어렸을 때 때운 아말감 중 일부가 떨어진 상태인데, 언제 떨어졌는지 기억하지 못했습니다. 이렇게 떨어진 것은 그냥 두어도 큰 문제가 없습니다. 환자의 위앞니와 맨 뒤 어금니들에도 충치가 있습니다. 적어도 5년 이상 된 충치입니다. 그러나 환자는 전혀 불편해하지

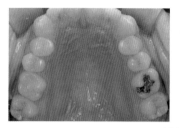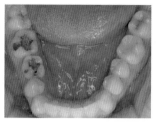

그림 3
아말감 일부가 탈락된 19세 환자

않았습니다. 치과에 온 이유는 '치료받은' 아말감이 탈락되어서
입니다. 아말감이 탈락된 후 방치하거나 충치를 방치해서 문제가
생긴다면 이는 치료를 받지 않아서가 아닙니다. 치아의 불규칙한
배열, 양치질, 식생활 등이 주원인입니다. 이런 요인들이 개선되
지 않으면 아무리 비싼 재료로 때워도 문제(사이 충치, 잇몸병)는
다시 발생합니다.

　　환자들의 입안을 관찰하면서 금이나 레진보다 오랫동안
존재하는 아말감을 자주 봅니다. 아말감 자체는 물리적 성질 면
에서 매우 훌륭한 재료입니다. 그러나 검은 색상, 주변부의 착색
등 시각적으로 좋지 않아 치과에 가면 교체하라는 이야기를 듣게
됩니다. 아말감 수은 중독을 걱정한다면 교체하는 것이 좋습니
다. 그렇지 않다면 아말감으로 때우면서 치아가 삭제되고, 그 아
말감을 제거하고 다시 때우면서 또 많이 삭제되기 때문에 치아는
점점 약해진다는 사실을 기억하시기 바랍니다.

치아를 보호하는 방법

　정기 검진이나 스케일링을 받으려고 온 환자들을 보면 아말감이 떨어진 채 수년간 방치된 경우가 많습니다. 아말감이 언제 떨어졌는지도 모를뿐더러 불편함을 느끼지도 않습니다. 사이 충치를 때운 아말감이 떨어지면 음식물이 끼어 불편할 수 있지만, 씹는면이나 옆면의 충치를 때운 아말감은 떨어져도 크게 불편하지 않습니다. 물론 처음부터 충치 치료를 하지 않았다면 아말감 탈락 문제는 신경 쓸 필요조차 없었을 것입니다.

　그림 4는 40대 환자의 아래 양쪽 어금니 사진입니다. 환자는 오른쪽 어금니의 아말감이 떨어진 채 오랫동안 지내다가 이를 때우기 위해 필자의 치과에 왔습니다. 떨어진 채로 방치했지만 아무 이상이 없습니다. 환자의 왼쪽 어금니에는 옆면 충치가 있으나 오랫동안 방치 중이며 마찬가지로 증상이 없습니다. 충치를 방치한 치아가 치료받은 치아보다 상태가 좋습니다. 그러나 충치를 방치해선 안 된다고 생각하는 치과의사를 만나면 옆면 충치를 제거하고 금이나 레진 등으로 때울 것입니다. 아프지도 않은데 충치를 제거하면서 왼쪽 어금니는 오른쪽 어금니처럼 지나치게 삭제되고 원래 치아의 오묘한 외형을 정확히 복제하지 못한 수복물로 채워질 것입니다. 이렇게 때운 수복물은 시간이 지나면 다시 떨어지고, 갈고, 때우고, 탈락되기를 반복하면서 치아는 약해집니다.

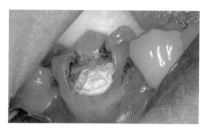
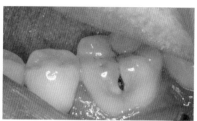

그림 4-A
아말감이 탈락된 오른쪽 어금니

그림 4-B
충치가 방치된 왼쪽 어금니

　　대부분의 환자들이 방치된 씹는면 충치가 아니라 많이 갈아서 때운 치아 때문에 치과에 오는 경우가 더 많습니다. 필자의 주장이 틀렸다 하더라도 충치를 방치한 치아보다 치료받은 치아의 경우 이미 많이 삭제되었기 때문에 더 약해지고 치료도 복잡해진다는 사실은 부인할 수 없습니다. 씹는면이나 옆면 충치를 방치하는 것이 오히려 치아를 보호하는 방법일 수 있습니다.

　　지금까지 저렴한 아말감으로 전체 치아를 도배한 경우를 보았고, 그렇게 해도 치아 사이가 썩을 수 있다는 사실을 확인했습니다. 아말감이 떨어지고, 충치를 방치해도 아무 이상 없이 잘 지내는 모습을 보면서 치아를 보호하는 방법이 무엇인지도 생각해보았습니다. 충치가 크거나 치아를 과도하게 갈아서 아말감이 지나치게 커지면 치아가 부러지기도 하지만 금인레이에 비해 치아가 부러지는 비율은 훨씬 낮습니다. 만약 필자의 어금니가 썩고 음식물이 끼어서 치료를 받아야 하는데 선택할 수 있는 재료가 금과 아말감뿐이라면, 필자는 아말감을 택할 것입니다. 아말감의 수은 유해성이 걱정되지만 치아가 부러지는 문제에선 아말감이 훨씬 안전하기 때문입니다. 하지만 언제까지나 아말감을 선택할 수는 없습니다. 환경 오염 가능성을 생각할 때 줄여나가는 것이 좋고, 결정적으로 외양을 중시하는 시대에 검게 보이는 아말감은 적합하지 않습니다. 이런 문제점에 대처할 수 있는 레진에 대해 알아보겠습니다.

아말감으로 어금니를 도배한 여성

Q. 사랑니 부위가 아파서 치과에 간 20대 여성은 매우 고통스럽게 사랑니를 뽑았습니다. 이후 충치가 많다는 얘기를 들었고 가정 형편상 아말감을 선택했습니다. 그리고 여덟 개의 어금니를 아말감으로 때웠습니다. 잘 지내고 있을까요?

A. 아말감으로 어금니들을 도배한 여성은 필자의 누나입니다. 50대가 된 누나의 입안에는 아말감이 여전히 잘 있습니다. 30년 정도 지났으니 아말감은 매우 좋은 재료이며 치료를 잘했다고 해야 할까요? 그렇지 않습니다. 필자의 가족들은 충치가 잘 생기지 않는 체질이기 때문에 씹는 면 충치를 아말감으로 때운 것은 불필요한 치료였습니다. 그러나 아말감을 시술한 치과의사는 교과서대로 열심히 치료했다고 생각할 것입니다. 양심이 아니라 지식의 차이입니다.

제9장

최소 삭제를 위한 레진의 과잉 사용

*

사람들은 잘못된 관리를 해결하는 법은 더 적극적이고 많은 양의 관
리라고 여긴다. 이는 마치 오염된 강을 치료하는 길은 더 비싸고 더
강력한 합성세제를 사용하는 것이라고 결론짓는 것과 같다.

—이반 일리치, 『성장을 멈춰라!』

금 외에 충치 치료에 많이 쓰이는 재료는 '복합 레진composite
resin'입니다. 치과용 플라스틱이라 할 수 있는 레진은 치아 색과
비슷해 심미적이고, 치아와의 결합력이 좋으며, 치아 삭제량이
적다는 장점이 있습니다. 반면 수분에 약하고, 중합(말랑말랑한 상
태에서 굳어가는 과정)되면서 수축하는 성질이 있기 때문에 경계부
에 미세한 틈이 생길 수 있습니다. 금인레이에 비해 강도는 낮습
니다.

치아 색과 유사해서 앞니를 치료할 때 우선적으로 사용되

고, 어금니에도 많이 쓰입니다. 치아를 많이 갈지 않아도 되기 때문에 필자가 선호하는 재료이지만, 너무 많은 치아를 레진으로 때운 환자의 입안을 보면 안타깝기도 합니다. '최소 삭제'라는 레진의 기본적인 장점이 사라졌기 때문입니다. 이 장에서는 문제점 위주로 나열했던 금인레이나 아말감과는 달리 레진의 장점을 발휘한 치료부터 살펴보겠습니다.

앞니가 부러졌을 때 레진으로만 때울 수 있다

앞니가 약간 부러졌을 때 치아 내부의 신경이 드러나지 않고 통증이 없다면 레진으로만 때워도 됩니다. 그러나 부러진 양이 커서 신경이 노출되거나 통증이 있다면 신경 치료를 해야 합니다. 그다음에는 레진으로 때우고 크라운을 씌웁니다. 상황에 따라 '기둥post'이라고 부르는 작은 나사 같은 것을 치아 내부에 넣어 보강하기도 합니다. 그러나 꼭 크라운을 할 필요는 없습니다. 부러져서 신경이 노출되었지만 레진으로만 치료한 사례를 보겠습니다.

그림 1의 앞니는 신경이 드러날 정도로 부러져서 신경 치료까지 했으나 크라운은 하지 않았습니다. 이 치아는 레진으로만 마무리했는데, 5년 이상 사용하고 있습니다. 이와 유사한 사례가 많고, 몇 년 뒤에 레진이 떨어지거나 변색되면 다시 하기도 합니다. 탈락과 변색 등의 문제가 자주 생기는 경우에는 크라운을

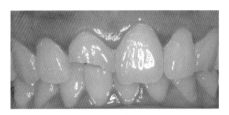

그림 1-A
부러진 앞니

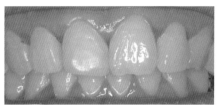

그림 1-B
레진으로만 마무리한 앞니

씌웁니다. 크라운으로 바로 씌우지 않는 이유는 크라운 역시 색조shade를 맞추기가 쉽지 않고, 치아를 상당히 많이 삭제해야 하기 때문입니다. 또 처음엔 잘 맞는 것 같아도 시간이 지나면서 주변 치아와 다르게 보이는 경우가 많기 때문입니다. 앞니에 크라운을 하고 몇 년 뒤 크라운의 잇몸 부위가 검게 보인다고 할 때도 많습니다. 이처럼 크라운으로 씌우는 것도 완벽한 치료는 아닌 까닭에 그림 1처럼 레진으로만 한 뒤에 문제가 생기면 그때 가서 크라운을 선택하는 것도 좋은 방법입니다. 특히 젊은 사람이라면 크라운을 씌우기 위해 앞니를 삭제하는 것에 신중해야 합니다. 크라운으로 씌운 치아는 평균 10년쯤 지나 속에서 썩는 경우가 있고 이때 다시 치료해서 치아 수명을 연장하기도 하지만 심한 경우 빼야 할 때도 많기 때문에 크라운을 씌운다고 무조건 안전한 것은 아닙니다.

앞니 사이가 벌어진 경우, 앞니가 작은 경우

앞니 사이가 벌어졌거나 앞니의 크기가 작은 경우에도 레진이 자주 쓰입니다. 다른 치료와 마찬가지로 치과의사의 성향, 환자의 성향, 치아 상태, 비용 등에 따라 크라운이나 라미네이트 등 치아 삭제가 필요한 방법이 사용됩니다.

그림 2는 앞니 문제를 레진으로 치료한 예입니다. 이런 상태의 치아를 크라운으로 씌우려면 치아를 많이 삭제해야 하므로 치아 건강에 좋지 않습니다. 이런 경우에는 치아 일부만 삭제하거나 전혀 삭제하지 않는 '라미네이트'가 크라운보다 더 좋은 방법입니다. 라미네이트는 레진에 비해 색조도 예쁘고 변색도 일어나지 않는 장점이 있습니다. 그러나 치료비가 더 비싸고 라미네이트 역시 탈락되거나 부러질 수 있습니다. 결론적으로 크라운과 라미네이트는 문제가 발생하면 치료가 복잡하고 비용도 비싼 반면, 레진은 치아 삭제가 없고 저렴하며 문제가 생겨도 쉽게 대처할 수 있습니다.

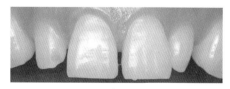

그림 2-A
앞니 사이에 틈이 있음

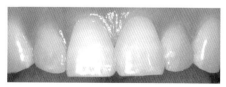

그림 2-B
레진으로 치료한 앞니

앞니 충치, 때로는 느리게

　많은 치과의사들이 앞니 사이가 약간만 썩어도 레진으로 때웁니다. 환자들도 꼼꼼한 발견과 빠른 대처를 원합니다. 하지만 앞니는 앞에서 보았을 때 검게 보이거나 구멍이 뚫리는 등 충치가 심해지면 치료하는 것이 더 좋을 때가 있습니다. 환자 자신이 앞니 충치를 발견하지 못하고 치과의사가 발견하는 경우가 많은데, 그 정도로 잘 안 보이는 사이 충치라면 기다리는 편이 좋습니다. 왜냐하면 언뜻 봐서 잘 보이지 않는 앞니의 작은 충치를 제거하기 위해 많은 양의 치아가 삭제될 뿐 아니라 완벽하게 때우기도 어렵고, 치료해도 변색되거나 다시 썩는 경우가 흔하기 때문입니다. 반면 방치해도 느리게 진행되는 경우가 많고, 빨리 치료했을 때의 비용과 늦게 치료했을 때의 비용 차이도 크지 않기 때문입니다.

　물론 미루면서 치료하는 방식이 모든 상황에 적용되는 것은 아닙니다. 요즘 청소년들에겐 더욱 그렇습니다. 양치질이 잘 되는 앞니에 왜 충치가 생길까요? 선천적으로 약한 치아, 치아에 좋지 않은 음식의 잦은 섭취, 성의 없는 양치질, 불규칙한 치아 배열, 입 호흡 등이 원인입니다. 이런 조건에 있는 사람들은 레진으로 제때 때워야 합니다. 하지만 그렇게 해도 충치가 다시 생기는 경우가 많으므로 충치 치료에 앞서 식생활과 양치질 습관을 개선해야 하고, 필요하다면 '올바른 방향'의 교정 치료를 해야 합니다.

치과의사도 모르는 진짜 치과 이야기

어금니 충치는 최소 삭제로

레진은 치아 색과 유사하고, 한 번의 내원으로도 치료할 수 있으며 치료비가 금보다 저렴할 뿐만 아니라 문제가 생겨도 쉽게 대처할 수 있습니다. 가장 중요한 것은 금, 아말감, 세라믹 등을 이용한 방식보다 치아 삭제량이 적다는 점입니다. 이런 장점에도 불구하고 작은 충치 하나도 남김없이 때우고, 충치를 완벽하게 제거하면서 레진으로 때울 때조차 과도한 치아 삭제가 일어나고 있습니다. 다시 말해 '최소 삭제'라는 레진의 장점이 사라지는 상황이 비일비재합니다.

그림 3의 19세 환자는 2년 전에 다른 치과에서 교정 치료를 받으며 거의 모든 앞니와 어금니들을 레진(직접 때우는 방식)과 레진 인레이(본을 떠서 채우는 방식)로 때웠는데 이후에 사이 충치가 생기고 레진이 떨어져 필자의 치과에 왔습니다. 충치를 완벽하게 제거하고 레진으로 때우다 보니 치아들이 지나치게 삭제되

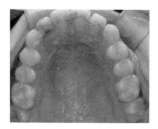 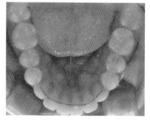

그림 3
모든 치아를 레진으로 때웠지만 계속 문제가 생기는 19세 환자

었습니다. 물론 처음부터 충치가 커서 치아를 많이 삭제해야 하는 경우도 흔합니다. 그러나 여러 개의 치아에 상당히 큰 레진이 부착되면 치아가 약해지기 때문에 최소 삭제라는 레진의 장점은 사라집니다. 주기적으로 계속 치과에 다니면서 레진을 보수하다가 결국 신경 치료를 하고 씌우게 될 상황입니다.

치과 충전물의 수명과 관련하여 2014년 식약처에서 나온 자료에 따르면 레진의 교체 연수는 8년, 아말감은 10년, GI는 4년입니다. 이 정도 기간이 지나면 때운 치아 또는 재료가 망가질 수 있다는 의미입니다. 만약 씹는면과 옆면의 충치를 그냥 두었을 때 8년을 견디지 못할까요? 검게 보여도 잘 버티는 충치는 매우 많습니다. 그러나 사람들은 충치가 생기면 바로 치료를 받기 때문에 치아의 양은 점점 줄어듭니다. 여러 개의 치아를 레진으로 때운 후 몇 년이 지나 스케일링 등의 이유로 치과에 가면 레진 주변이 착색되었거나 레진 일부가 탈락되었다며 다시 때우라는 얘기를 들을 수 있습니다. 재치료가 필요한 치아도 있지만 환자가 불편을 느끼지 않는다면 그냥 두어도 괜찮은 치아도 많습니다. 나아가 이런 상황은 대개 30대 이후에 벌어지는데 그때부터는 충치가 아닌 잇몸을 걱정해야 할 시기입니다. 따라서 사이 충치로 불편한 것이 아니라 씹는면의 때운 부분에 2차 충치가 있다면 금과 같은 고가의 재료로 다시 때울 필요는 없습니다.

필자의 경우 음식물이 끼어 불편할 정도로 썩은 어금니 사이 충치에는 금인레이 대신 레진으로 직접 때우거나 레진 인레이, 세라믹 인레이를 부착할 것을 권합니다. 어금니의 씹는면 충치는 그냥 놔두길 바라고, 만약 치료해야 할 정도라면 레진이나 GI를 추천합니다.

레진 보험화, 축복일까? 재앙일까?

2019년부터 만 12세 이하 아동의 충치를 레진 치료하는 것이 보험화되었습니다. 어린이의 영구치 충치는 치료해도 쉽게 진행될 수 있기 때문에 금인레이 등을 사용하면 안 된다고 치과 대학에서 가르칩니다. 이런 관점에서 치아 삭제를 덜하고, 충치 진행에 따라 보수하기 쉬운 레진 치료는 좋은 방법이고, 이를 보험화한 것은 좋은 정책입니다. 그러나 기존의 비보험 치료비에 비해 훨씬 낮게 책정된 보험 치료비는 레진 치료의 질 저하를 가져올 수 있습니다. 또한 가격이 저렴해질수록 부모나 치과의사가 많은 치료를 추구하면서 치아의 과도한 삭제, 입안의 플라스틱 물질 증가 등 부작용도 커질 것입니다. 저렴하다고 쉽게 생각하지 마시기 바랍니다. 아이의 치아에 충치가 있다면 치아의 배열, 식생활, 구강위생(양치질)을 점검하고 파악하는 것이 우선이지 꼼꼼한 충치 치료가 우선이 아닙니다. 한번 삭제된 치아는 원래 상태로 돌아갈 수 없습니다.

어금니 여러 개를 레진으로 때운 여성

Q. 50대 여성은 집에서 멀지만 잘 아는 치과에 가서 검진을 받았습니다. 치과의사는 어금니에 충치가 있으니 치료하라 했고, 그 여성은 잘 아는 치과의사였기 때문에 믿고 치료를 받았습니다. 어금니 씹는면 충치 일곱 개를 레진으로, 사이 충치 한 개는 금으로 때웠습니다. 치아는 잘 있을까요?

A. 어금니 여러 개를 레진으로 때운 여성이 갔던 치과는 조카가 운영하는 치과였습니다. 치과의사인 조카는 충치 치료를 꼼꼼하게 잘했습니다. 그러나 60세가 되어 충치 치료를 받은 어금니 중 두 개는 잇몸병으로 흔들려서 필자가 뺐습니다. 애초에 충치가 잘 생기지 않는 체질이기 때문에 충치를 방치해도 괜찮았을 것입니다. 50대에는 잇몸병을 걱정해야 하는데, 치과의사인 조카는 충치를 꼭 치료해야 한다고 생각했기 때문에 충치 치료를 한 것입니다. 양심이 아니라 지식의 차이입니다.

· 제10장 ·

약하지만 착한 재료, 글래스 아이오노머

*

잘 씹는 것은 혈액의 흐름을 원활하게 하고, 유체역학적 에너지를 발생시켜 머리와 얼굴의 뼈 전체로 골수 조혈을 촉진한다. 다시 말하면 살아 있는 동안에 호흡과 저작에 의해 두개골 전체가 골수 조혈을 한다. 그래서 나이가 들어 잘 씹을 수 없게 되면, 뇌의 세포호흡이 제대로 이루어지지 않게 되어 치매에 걸릴 수가 있는 것이다.

—니시하라 가츠나리, 『면역력을 높이는 생활』

글래스 아이오노머Glass Ionomer, 즉 GI는 치과에서 다양한 용도로 쓰입니다. 여기서는 충치를 제거한 후 때우는 재료, 즉 충전재로 쓰이는 GI에 대해 알아보겠습니다. GI는 산성 액체와 염기성 가루가 결합되어 찰흙 덩어리처럼 만든 재료입니다. 우선 GI가 사용되는 상황과 장단점 등을 살펴보겠습니다.

치경부 마모증에 사용

치경부는 치아의 목 또는 옆구리 부분을 뜻합니다. 대부분의 성인들에게서 치경부가 파인 현상, 즉 치경부 마모증을 볼 수 있습니다. 치경부 마모증이 생기면 치아가 시리거나 음식물이 끼는 등의 증상이 나타납니다. 보통 양치질을 세게 해서 생기는 것으로 설명하지만 1차적 원인은 아닙니다. 치경부가 파인 부분을 때우는 데에는 레진이나 GI가 사용됩니다. GI에 비해 레진은 심미성과 내구성이 좋은 반면, 치료비가 비싸고 레진 주변이 착색되기도 합니다. 반대로 GI는 레진에 비해 치아 색과 약간 다르고 내구성이 떨어지지만 저렴하고 착색이 일어나지 않는다는 장점이 있습니다. 마모된 치경부를 GI로 때운 예를 보겠습니다.

그림 1의 환자는 위 왼쪽 송곳니와 아래앞니 한 개가 삐뚤게 나와서 20대에 뽑았다고 합니다. 이렇게 치아 배열이 나쁘면 저작력이 전체 치아들에 골고루 분배되지 못해 잇몸뼈와 잇몸살이 빠르게 줄어들면서 치경부가 드러나고 양치질 등으로 마모되기 쉽습니다. 치경부 마모증은 잇몸병의 전조 증상입니다. 환자

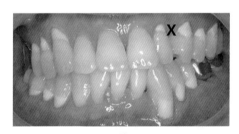

그림 1
14개 치아의 마모된 치경부를 GI로 때운 50대 환자

치과의사도 모르는 진짜 치과 이야기

는 치경부가 마모된 치아가 많아서 비용 문제로 GI를 선택했고, 레진 한두 개 가격으로 전체 치아를 때울 수 있었습니다. 처음에는 GI가 눈에 띄어 어색해 보이지만 시간이 지나면서 치아 색과 비슷해집니다. GI는 레진에 비해 쉽게 마모되거나 떨어지기도 하지만 환자에 따라 오랫동안 유지되기도 합니다. 떨어지면 간단히 다시 때우면 됩니다.

눈에 잘 띄는 앞니의 치경부 마모에는 레진이 치아 색과 유사하기 때문에 레진으로 때울 것을 추천합니다. 물론 시간이 지나면서 레진 주변에 착색이 생길 수 있습니다.

어금니의 씹는면 충치에도 가능

이 책을 통해 필자가 주장하는 내용 중 하나가 '씹는면·옆면 충치는 치료하지 않아도 된다'입니다. 위 제목이 어금니에 씹는면 충치가 생겼을 때 충치를 갈아내고 GI로 때우라는 뜻이 아님을 강조합니다. 입안에 이물질을 넣는 행위는 최대한 피해야 합니다.

그림 2의 환자는 치과에 가서 구강 검진을 받은 후 열두 개 이상의 어금니를 금과 레진으로 때워야 한다는 이야기를 들었습니다. 이 말에 동의하고 그날 바로 금인레이를 하기 위해 오른쪽 위·아래 어금니 다섯 개의 충치를 한꺼번에 제거하면서 치아를 갈았습니다. 이후 치아가 시려 필자의 치과에 왔습니다. 필

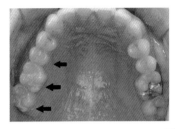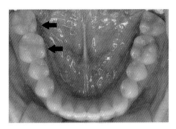

그림 2
금인레이를 부착하려고 삭제된 치아를 GI로 때운 20대 환자

자는 오른쪽 위·아래 어금니를 GI로 때웠고, 나머지 어금니들의
충치는 정기 검사를 하면서 관찰하기로 했습니다. 그림 2는 GI로
때우고 5년 후의 사진입니다. 일부가 마모되어 중간에 한 번 추
가했을 뿐 잘 사용하고 있습니다.

이처럼 GI는 약한 재료지만 상황에 따라 좋은 선택이 될
수 있습니다. 한 가지 주목할 부분은 씹는면 충치를 금인레이로
때운 위 왼쪽 큰어금니의 사이가 썩었다는 점입니다. 고가의 재
료라고 해서 모든 충치를 막을 수 있는 것이 아님을 다시 한번 확
인할 수 있습니다.

충치가 커서 치아를 많이 삭제했거나 또는 금인레이를 하
기 위해 치아를 많이 삭제했다면 GI의 양이 커지기 때문에 마모
가 잘되거나 떨어질 수 있습니다. 그런 경우라면 레진을 선택하
시기 바랍니다.

치과의사도 모르는 진짜 치과 이야기

GI 성분에 대한 기우

GI에는 불소, 알루미늄이 포함되어 있어서 어떤 이들은 이런 재료의 유해성을 걱정합니다. 제4장에서 언급한 불소의 부작용, 알루미늄의 치매 유발 가능성이 그것입니다. 불소를 방출해서 충치를 예방한다는 GI이지만 방출량은 매우 미미합니다. GI는 주로 유치에 사용되어왔으며 최근에야 성인에서의 사용량이 늘고 있습니다. 치매에 걸린 분들의 입안을 보면 남아 있는 치아가 별로 없고, GI로 때운 치아도 드뭅니다. 즉 GI가 입안에 없다는 뜻입니다. 실란트, 불소, 금, 아말감, 레진, GI 모두 유해성이 있을 수 있습니다. 그러나 이런 유해성을 걱정해서 필요한 충치 치료를 주저하거나 반대로 치아에 부착된 이런 재료들을 쉽게 제거하는 것 모두 바람직하지 않습니다. 이런 재료들보다는 환경오염, 약물, 생활용품, 식생활, 스트레스 등의 인체 유해성이 훨씬 클 것입니다.

지금까지 금, 레진, 아말감, GI에 대해 살펴보았습니다. 이외에 세라믹, 지르코니아 등의 재료도 많이 사용되고 있으나, 여기서는 다루지 않았습니다. 기술이 발전하면서 금을 비롯한 금속 재료보다는 치아 색과 유사한 비금속 재료들이 선호되고 있습니다. 재료 선택도 중요하지만, 여러 개의 치아를 한꺼번에 치료하지 말고, 치료를 받더라도 가급적 치아 삭제를 적게 하고,

때로는 충치를 그냥 지켜보는 자세가 더 중요합니다. 검은 부분 제거에만 급급해서는 안 되고 주기적으로 구강 검진 및 방사선 촬영을 통해 충치의 진행 정도를 살펴가며 천천히 접근하는 게 좋습니다.

　물론 충치가 이미 넓고 깊게 진행된 경우나 치아 충전물이 부러지거나 변형되지 않으려면, 충전물도 어느 정도의 두께와 넓이가 필요합니다. 그래서 치아를 충분히 삭제해야 할 경우가 많습니다. 사이 충치를 인레이로 때울 때가 대표적인 예입니다. 그런데 이처럼 완벽하게 충치균을 없애고 고가의 재료로 때웠는데도 왜 다시 아플까요? 그것은 문제의 근본적인 원인이 해결되지 않았기 때문이고 그 원인들 중에서 가장 중요한 것은 구조적인 문제입니다. 이제부터 입안의 구조적인 문제를 일으키는 원인과 구조적 문제의 여러 형태를 살펴보겠습니다.

치과의사도 모르는 진짜 치과 이야기

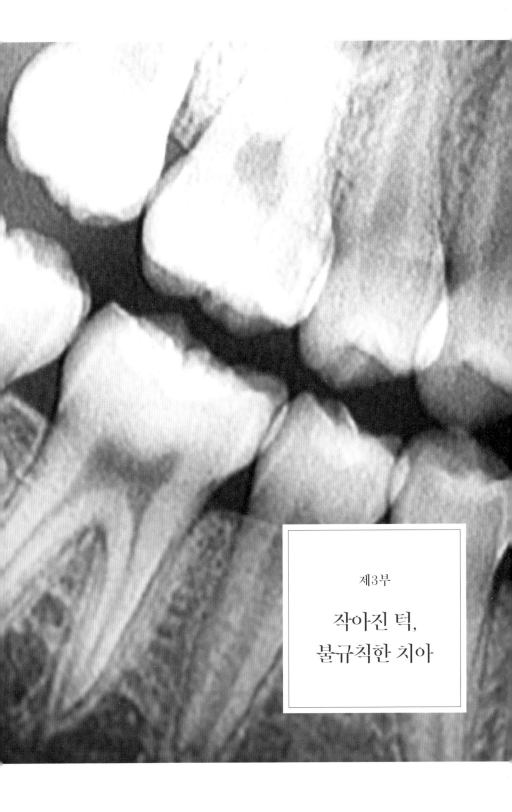

제3부

작아진 턱,
불규칙한 치아

제11장

진화를 알면 치아 질환이 보인다

*

진화에 비추어보지 않고는 생물학의 어떤 것도 이해되지 않는다.
—유전학자 테오도시우스 도브잔스키

　　우리는 치과에 가는 것을 매우 당연시합니다. 그러나 이런 모습은 불과 100년 전만 해도 보기 힘들었습니다. 물론 당시에는 치과가 없었으니까, 건강 및 치료 지식이 부족했으니까, 오래 살지 않았으니까 등의 이유를 제시할 수 있겠지만 근본적으로는 충치 등의 치아 질환이 흔하지 않았기 때문에 치과에 갈 필요가 없었던 것입니다. 충치는 현대 문명이 만들어낸 새로운 병입니다. 따라서 충치가 없었던 과거와 충치가 만연한 현대의 차이를 살펴보면 충치의 근본 원인을 파악할 수 있고 치아 질환을 해결하는

데 좀 더 가까이 갈 수 있을 것입니다. 결론부터 말하면, 식생활의 변화와 그에 따른 얼굴의 진화가 치아 질환의 발생 원인입니다. 이런 변화를 살펴보기 위해 필자는 인류의 조상이 맨 처음 나타난 시기부터 살펴보려 합니다. 당장 치아가 아파서 괴로운데, 수많은 치과 중에서 마음에 드는 치과를 고르는 일로도 머리가 복잡한데 진화에 대해 알아보는 것은 매우 답답한 일입니다. 고로 장구한 시간 동안의 진화를 아주 짧게 다루겠습니다.

인류의 치아와 턱이 작아진 이유

학자들의 연구에 따르면, 약 700만 년 전에 인류의 초기 조상이 나타납니다. 약 400만 년 전에는 오스트랄로피테쿠스류가 나타납니다. 초기 호미닌이나 오스트랄로피테쿠스류는 섬유소가 풍부한 과일, 뿌리, 씨, 줄기 같은 질기고 단단한 음식을 먹었습니다. 모두 길고 돌출된 주둥이, 큰 턱, 큰 치아가 특징이었습니다. 약 190만 년 전에는 호모 에렉투스가 등장했는데 이들은 최초의 수렵 채집인이었습니다. 이들은 식물 외에 고기도 먹기 시작했습니다. 도구를 이용한 식량 가공도 이때부터 시작되었습니다. 가공을 통해 식량이 다소 부드러워지자 치아와 턱의 크기가 작아지기 시작했습니다. 약 60만 년 전에는 호모 하이델베르겐시스 등이 등장했고, 20만 년 전 유럽과 서아시아에서는 네안데르탈인이, 아프리카에서는 현생 인류인 호모 사피엔스가, 아시

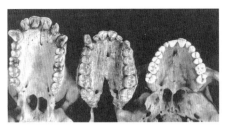

그림 1-A
위턱의 축소
(침팬지-오스트랄로피테쿠스-호모 사피엔스)

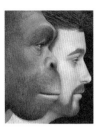

그림 1-B
인류의 조상과 현대인의
위·아래 턱 크기 비교

아에서는 데니소바인이 등장했습니다. 앞서 존재했던 인류의 조상들과 3만 년 전까지 존재했던 네안데르탈인 모두 현생 인류에 비해 머리뼈가 앞뒤로 길었고, 사랑니 뒤쪽에 공간이 있을 정도로 턱이 돌출된 상태였습니다. 그러나 20만 년 전부터 지금까지 존재하는 호모 사피엔스는 턱과 치아가 더 작아지면서 평평한 얼굴을 갖게 되었습니다.(그림 1)

　　턱이 축소되고 얼굴이 평평해지는 현상을 가속화한 사건이 있습니다. 바로 1만 2000년 전에 시작된 농경입니다. 몇백만 년간 과일, 덩이줄기, 야생 고기, 씨, 견과류 등 섬유소가 풍부하지만 당분은 낮은 음식을 먹다가 농업혁명 이후 당분이 많고 섬유소가 적은 곡물 위주의 음식을 지속적으로 먹게 되었습니다. 야생 식물과 달리 섬유소가 적고 부드럽게 개량된 재배 채소를, 그것도 요리를 통해 훨씬 더 부드럽게 해서 먹기 때문에 씹을 필요가 이전에 비해 많이 감소했습니다. 그에 따라 턱과 치아에 가해지는 스트레스가 줄어들면서 턱과 치아의 크기가 작아지기 시작했습니다.

산업혁명과 식품 산업이 가져온 턱의 변화

190만 년 전에 시작된 음식 가공, 1만 년 전에 시작된 농경을 통해 턱의 크기가 아주 느리게 작아지다가 서양의 경우 18세기 후반 산업혁명 이후, 한국의 경우 1960년 이후부터 매우 짧은 기간 동안에 턱은 상당히 축소되었습니다. 제분 및 제당 등 식품 산업의 발달로 섬유소는 제거되고 탄수화물 위주의 가공식품이 현대인의 주된 식량이 되었습니다. 이런 음식은 너무 부드러워 씹을 필요가 거의 없어지면서 턱이 현저히 줄어든 것입니다. 우리의 얼굴과 우리의 조부모, 부모, 자녀들의 얼굴을 유심히 관찰하면 턱의 변화를 알 수 있습니다. 이런 변화를 파악하는 데 도움이 되는 자료를 인용하겠습니다.

과거 오천 년을 지속해온 한국인의 얼굴이 최근 변화하고 있다. 1950년부터 60년대까지 출생자의 얼굴 변화는 체격과 더불어 전체적으로 커지는 변화였으나, 1970년대 이후의 출생자부터는 신장을 비롯한 체격의 변화는 크지 않으나, 턱이 급격히 작아지고 있다. (중략) 턱뼈가 작아지고 이로 인하여 광대뼈와 눈 주위

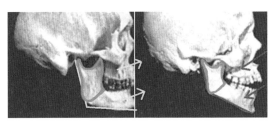

그림 2-A
고대인

그림 2-B
현대인

고대인의 위·아래 턱은 '앞으로'(노란색 화살표) 충분히 성장해서 돌출되었으나, 현대인의 턱은 '뒤로 아래로'(붉은색 화살표) 성장해서 작아지고 얼굴은 길어짐. 녹색 부분은 아래턱의 일부인 '하악지'를 가리킴

의 뼈의 돌출도가 낮고 그중에 '하악지mandibular ramus'가 특히 짧아지고 있다.(그림 2) 1970년대 출생한 신세대 한국인의 턱은 지난 5년간 용적이 15% 정도나 줄었다. 가장 큰 원인은 물러진 음식물의 영향으로 보고 있다. 배추, 무 등 채소류도 품종 개량과 온실 재배, 수경 재배 등으로 인하여 섬유질이 적고 성장 촉진으로 인하여 조직이 무르게 되었고, 고기도 갈아서 햄버거 등으로 만들어 먹는 결과 저작 기능이 약하게 되었다. 현대인은 조선시대인의 3분의 1 정도에 불과한 압력으로 저작하고 있다. 따라서 턱뼈의 응력이 전달되는 광대뼈와 눈 주위의 골조직도 얇아지고 두개골의 두께도 현저히 줄었다.(한국인 얼굴 변화하고 있다, www.culturecontent.com)

치과를 운영하면서 5~80세까지 다양한 연령의 환자들을

만나는데, 1970년대 이후에 태어난 사람들의 작은 아래턱을 늘 목격합니다. 1960년 이전 출생자들 중에는 치아 배열이 불규칙한 사람의 수가 적고, 사랑니가 바르게 난 사람들이 많습니다. 반면 1970년대 이후의 출생자들은 치아가 불규칙하고, 치아 배열이 고르더라도 위턱과 아래턱이 잘 맞지 않는 경우가 대부분입니다. 사랑니는 거의 묻혀 있거나 삐뚤게 나와 있고 턱이 작아서 사랑니를 비롯해 몇 개의 치아가 없는 사람들도 많습니다. 현재 60대 이상의 연령대는 U자형의 넉넉한 턱이 흔한 반면, 젊은 세대들의 턱은 V자형으로 갸름하고 작습니다. 노인층에서도 턱이 작은 사람들이 있고, 젊은 세대 중에도 턱이 큰 사람들이 있지만 그 빈도는 높지 않습니다. 젊은 세대일수록 아래턱이 작은 사람의 비율이 훨씬 높습니다.

아래턱이 작아지는 현상은 얼굴만 봐도 비교적 쉽게 알 수 있습니다. 반면 위턱이 작아지는 현상을 파악하는 것은 조금 어렵습니다. 위 인용문 중 "광대뼈와 눈 주위의 뼈의 돌출도가 낮고 (중략) 광대뼈와 눈 주위의 골조직도 얇아지고"라는 문장에서 표현한 부위는 얼굴을 3등분했을 때 가운데 부분인 '중안모 midface'를 의미합니다.(그림 3-A) 중안모는 광대뼈와 눈 주위의 뼈뿐만 아니라 위턱을 포함하기 때문에 중안모의 돌출도가 낮아졌다는 말은 위턱도 작아졌다는 것을 의미합니다.(그림 3-B) 이 책에서는 중안모의 돌출도가 낮아진 것을 '중안모 후퇴(축소, 함

치과의사도 모르는 진짜 치과 이야기

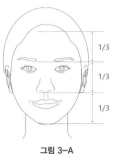

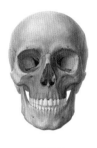

그림 3-A
얼굴의 3등분
(상안모, 중안모, 하안모)

그림 3-B
중안모의 대부분을
차지하는 위턱(녹색)

몰, 퇴행, 퇴화)' 또는 '눌린 얼굴backward face'로 표현하겠습니다.

과거에서 현대까지 턱의 축소를 중심으로 한국인의 얼굴 변화를 보여주는 자료가 그림 4입니다. 그림 4에서 수직선을 기준으로 입술의 위치를 평가해보면 고대인의 입술은 수직선보다 앞에 있지만 현대인의 입술은 수직선보다 뒤에 있습니다(이 계측 방법은 제19장에서 설명합니다). 이런 차이는 현대인의 위턱과 아래턱이 이전보다 작아졌음을 의미합니다. 이렇게 중안모가 후퇴하고 위턱과 아래턱이 작아지면 어떤 일이 생길까요? 바로 치아들이 불규칙하게 배열되고 위턱과 아래턱은 제대로 맞물리지 않게 됩니다. 이런 형태적 문제, 즉 구조적 결함을 치과 용어로는 '부정교합malocclusion'이라고 합니다. 수백만 년 전에 살았던 고대인의 유골을 조사한 여러 분야의 문헌들은 한결같이 완벽한 치아 상태를 가진 두개골을 보여줍니다. 두개골의 대칭이 맞고 사랑니

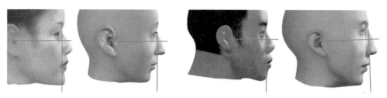

그림 4
고대인과 현대인의 얼굴 비교(조용진 얼굴연구소의 그림을 변형함)

를 포함한 모든 치아가 가지런히 배열되고 위턱과 아래턱이 완벽하게 만나는 '정상적인 교합normal occlusion'을 갖고 있으며 충치나 잇몸병 등의 흔적이 보이지 않습니다.

식생활의 변화는 얼굴 형태뿐만 아니라 입안에 존재하는 세균의 양상도 변화시켰습니다. 이 점에 대해서는 제6부에서 다루기로 하고, 제3부에서는 턱의 축소에 따른 치아의 불규칙한 배열, 위턱과 아래턱의 잘못된 만남 등의 구조적 결함 중 대표적인 양상을 살펴보면서 충치 치료의 한계와 부작용을 확인하겠습니다. 여러분의 치아와 턱은 어떤 구조적 결함이 있는지 파악해보기 바랍니다.

제12장

치아의 만남이 치아 건강을 결정한다

*

사람의 입이 지닌 가장 놀라운 특징은 씹는 행위가 아주 정교하게 이뤄진다는 점이다. 입을 벌렸다가 다물어보라. 이빨이 늘 같은 위치에서 만나고, 윗니와 아랫니가 정확하게 서로 닿는 걸 느낄 수 있다. 윗니와 아랫니의 첨단, 오목, 굴곡이 세밀하게 서로 맞물리기 때문에 우리는 최대 효율로 음식을 자를 수 있다. 윗니와 아랫니가 잘 맞지 않으면 치열이 흔들리고, 치과의사들의 주머니가 두둑해진다.

—닐 슈빈, 『내 안의 물고기』

어금니가 똑바로 서 있어야 치아가 건강하다

우리는 겉으로 드러난 부분에 관심이 많습니다. 충치가 있는지, 치석이 있는지, 앞니가 깨끗하고 가지런한지 등에는 신경을 쓰지만, 뒤에 있는 어금니처럼 잘 보이지 않는 부분에는 관심을 두지 않습니다. 건강한 치아를 위한 가장 기본적인 조건은 어금니가 똑바로 서서 위·아래 어금니가 바르게 만나는 것입니다.

위·아래 어금니들은 그림 1-A처럼 똑바로 서서 볼록한 부분과 오목한 부분이 긴밀하게 만나는 것이 정상입니다. 그러나

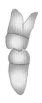

그림 1-A
바른 만남

그림 1-B
잘못된 만남

아래 어금니가 누워 있어서 위 어금니와 엇갈리게 만나는 경우를 자주 볼 수 있습니다.(그림 1-B와 그림 2) 또한 아래 작은어금니가 안쪽으로 누워 있거나 바깥으로 삐드러진 경우(그림 3)나 위 작은 어금니가 안쪽이나 바깥쪽으로 삐뚤게 나온 경우(그림 4, 5)도 흔합니다. 삐뚠 작은어금니를 치과에서 뽑아버리거나 태어날 때부터 몇 개의 작은어금니나 큰어금니가 없는 경우들(그림 6, 7)도 종종 있습니다. 이 모든 현상들은 위·아래 턱이 충분히 앞으로 돌출(성장)하지 못하고 그 크기가 작아서 발생합니다.

　체질, 구강위생, 식생활 등에 따라 개인차가 있지만 위·아래 어금니들이 바르게 만나지 못하는 환자들은 어릴 때부터 치과를 드나듭니다. 꼼꼼한 충치 치료를 추구하는 치과의사를 만나 거의 모든 치아에 금인레이, 레진, 크라운 등을 집어넣어도 다시 충치가 생기거나 이가 시려서 20대부터 주기적으로 치과에 다닙니다. 그리고 빠르면 20대, 늦어도 40대부터 치아가 빠집니다.

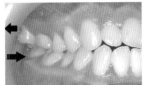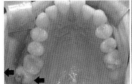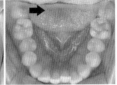

그림 2
맨 뒤 위·아래 어금니들이 엇갈리게 만나는 경우(20세)

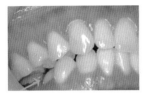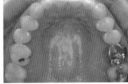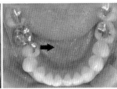

그림 3
아래 작은어금니가 누워 있는 경우(34세)

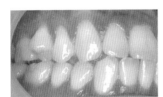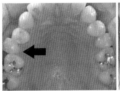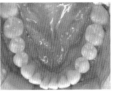

그림 4
위 작은어금니가 바깥으로 뻐드러진 경우(33세)

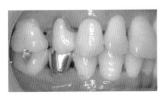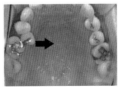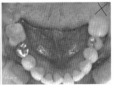

그림 5
위 작은어금니가 안쪽으로 뻐드러진 경우(45세)

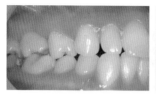 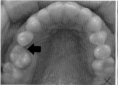 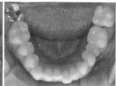

그림 6
안쪽으로 삐뚤게 난 작은어금니를 치과에서 뽑아버린 경우(35세)

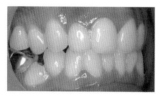 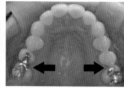 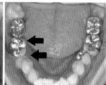

그림 7
위 큰어금니 두 개가 선천적으로 없는 경우(29세)

환자들은 구조적 결함에 대한 설명은 듣지도 못한 채 치과 치료를 꼼꼼히 받지만 그 이익은 크지 않거나 오히려 해롭습니다. 어금니들의 잘못된 만남이 갖는 파괴력을 다음의 비유를 통해 생각해보겠습니다.

톱니바퀴와 건물의 비유

치과에서는 '치아가 서로 잘 만난다. 잘 맞물린다'라는 표현을 자주 사용합니다. 위·아래 치아들의 맞물림 또는 위턱과 아래턱의 맞물림을 치과 용어로 '교합'이라고 합니다. 한자로 교

치과의사도 모르는 진짜 치과 이야기

(咬)는 '깨물다', 합(合)은 '맞다, 만나다'라는 뜻입니다. '입을 다 물어서 치아가 만나다' 정도로 풀어 쓸 수 있습니다.

치아의 영어 단어 tooth를 영어 사전에서 찾아보면 치아 외에 톱니라는 뜻이 나옵니다. 톱니바퀴는 tooth wheel이라고 합니다. 톱니바퀴는 수많은 기계에 사용되며, 기계의 효율성, 내구성, 청결도는 톱니들이 서로 잘 만나는지에 따라 결정되는데 치아 건강도 마찬가지입니다. 입안을 음식물을 분쇄하는 톱니바퀴 기계로 비유할 때 기계가 잘 돌아가려면 톱니들이 잘 맞아야 합니다. 치아라는 톱니의 개수가 32개이고 톱니들이 정확히 만나면 (교합이 좋으면) 기계의 수명은 60년 이상 갈 수 있지만, 톱니끼리 잘 맞지 않으면(교합이 나쁘면) 톱니바퀴가 제대로 작동하지 않으면서 이물질도 자주 끼고, 고장도 잘 납니다.

건물을 지을 때 기본 원칙은 수평의 바닥, 똑바로 세워진 충분한 수의 기둥, 잘 맞는 지붕입니다. 기본을 준수하여 세워진 건물은 오랜 세월에도 잘 견딥니다. 인체 그리고 입안도 하나의 구조물이어서 건축의 기본 원칙에 맞게 치아가 배열된다면 60년 이상 충분히 버틸 수 있습니다. 입안을 건물로 비유하면 어금니는 씹을 때마다 받는 저작력(하중, 스트레스, 압력, 부하)을 버텨내는 기둥으로 볼 수 있습니다. 32개의 치아 중에서 20개의 어금니는 똑바로 서서 바르게 만나야 기둥 역할을 제대로 할 수 있습니다.

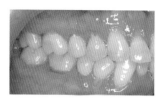

그림 8-A
60대 환자

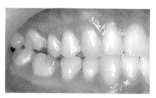

그림 8-B
20대 환자

　　그림 8-A는 60대가 되어서야 처음으로 치과에 방문한 환자의 사진이고, 그림 8-B의 20대 환자는 10대에 어금니 대부분을 치료받았으나 계속 치과에 다니고 있습니다. 두 환자의 양치질 습관은 비슷하지만 충치 치료와 스케일링은 20대 환자가 오히려 더 많이 받았습니다. 60대 환자는 치아 옆구리가 약간 파였을 뿐 별문제가 없는 반면, 20대 환자는 모든 어금니를 때웠음에도 시린이, 2차 충치 등을 경험하고 있습니다. 60대 환자는 사랑니를 포함한 32개의 치아가 톱니바퀴처럼 잘 맞물리는 반면, 20대 환자는 그림 2~7처럼 심하지는 않지만 어금니들이 엉성하게 만나기 때문에 충치가 잘 생기고 치료를 받아도 자주 통증을 느끼는 것입니다.

　　어금니들이 엉성하게 만나는 상태에서 필요한 치료는 구조적 결함을 개선하는 교정 치료입니다. 그러나 10~20대에 교정 치료를 권하면 환자들은 당장 먹고사는 데 지장이 없고, 보이는 부분이 아니기 때문에 흘려듣습니다. 물론 교정 치료를 꼭 받

치과의사도 모르는 진짜 치과 이야기

아야 할 필요는 없습니다. 술, 담배, 가공식품 등을 피하고 양치질만 잘한다면 40대까지 잘 버틸 수 있기 때문입니다. 반면 그림 2~7의 사례처럼 구조적 결함을 고려하지 않고 꼼꼼하게 충치 치료만 하면 치아는 오히려 더 약해져서 더 빨리 망가질 수 있습니다. 이런 결함이 있을 때 선행되어야 할 것은 자신의 치아 건강의 한계를 인식하고 생활 습관을 개선하되, 치과에서는 아픈 치아나 심한 충치만 선택해서 치료받는 것입니다.

송곳니의 중요성

치아들은 저마다의 역할이 있습니다. 32개의 치아 중 20개의 어금니는 곡물 등을 빻는 역할을 하고, 여덟 개의 앞니는 과일이나 면 등을 끊는 역할을 하며, 네 개의 송곳니는 질긴 고기 등을 찢는 역할을 합니다. 각각의 치아들이 역할 분담을 잘해야 치아들이 건강할 수 있습니다. 질긴 음식을 씹을 때는 아래턱이 좌우로 크게 움직이면서 큰 힘이 발휘됩니다. 이때 가장 튼튼하고 긴 송곳니가 잘 닿아서 그 힘을 견디며 음식을 찢어야 합니다. 송곳니들이 서로 잘 만나서 역할을 잘 감당하면 어금니와 앞니들은 좌우로 흔드는 힘을 조금만 받기 때문에 건강할 수 있습니다. 만약 송곳니들이 바른 위치에 있지 못해 그 역할을 제대로 못하면 어금니나 앞니에 과도한 힘이 가해지면서 어금니나 앞니가 심하게 마모되거나 흔들려 충치가 생기거나 잇몸이 나빠집니다.

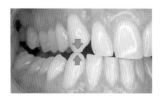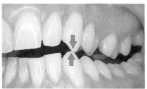

그림 9
송곳니 유도

 이렇게 위·아래 송곳니들이 서로 잘 만나서 나머지 치아
들을 보호하는 것을 치과 용어로 '송곳니 유도(견치 유도)'라고 합
니다.(그림 9)
 유치가 빠지고 영구치가 나올 때 위턱에서 나중에 나오는
치아가 송곳니입니다. 요즘에는 위턱의 크기가 작은 사람들이 많
아서 송곳니 나올 자리가 줄어드는 바람에 삐뚤게 나오는 경우가
흔합니다. 얼핏 봐서는 전체적으로 치아 배열이 좋은 것처럼 보
이는데도 치과에 계속 오는 사람들이 있습니다. 자세히 보면 송
곳니가 약간 돌아가 있거나 삐뚤어져 있습니다. 심하게 뻐드러진
송곳니나 약간 삐뚤어진 송곳니는 송곳니 유도 기능을 제대로 하
지 못하기 때문에 충치나 잇몸병이 쉽게 생길 수 있습니다.
 그림 10의 환자는 10대 때 거의 모든 어금니를 아말감으
로 때웠고, 20대 중반에 아말감을 레진, 금인레이로 교체하고 아
래 어금니가 빠져 임플란트도 심었습니다. 30세가 되면서 금인레
이가 있는 네 개 치아에 사이 충치가 생겨 필자의 치과에 왔습니

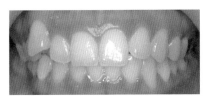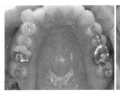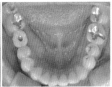

그림 10
오른쪽 위·아래 송곳니가 만나지 못하는 경우(30세)

다. 큰돈을 지불했지만 10년도 안 되어 충치 때문에 다시 치과에 온 것입니다.

이 환자처럼 송곳니가 삐드러져 '덧니'라고 불리는 경우, 그런 송곳니가 보기 싫다고 뽑아버린 경우나 송곳니가 처음부터 아예 없었던 경우, 치과의사도 눈치채지 못할 정도로 송곳니가 아주 가볍게 틀어진 경우에는 위·아래 송곳니가 제대로 만나지 못하기 때문에 제 기능을 하지 못합니다. 따라서 그림 10처럼 충치 치료를 열심히 받아도 때가 되면 다시 충치가 생기거나 잇몸이 나빠집니다.

앞니가 가지런해야 어금니가 건강하다

불규칙한 앞니를 가진 사람들은 주로 외모 때문에 고민하지만 앞니의 불규칙함은 치아 건강에도 큰 영향을 줍니다. 정상적으로 위앞니 네 개가 아래앞니 네 개와 잘 만나야 음식을 효율적으로 자를 수 있습니다. 무엇보다도 위·아래 앞니의 배열이 좋

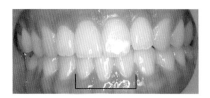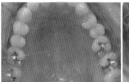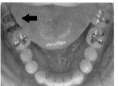

그림 11
아래앞니 한 개가 없는 경우(26세)

아야 위·아래 송곳니들이 서로 잘 만나게 됩니다. 하지만 현대인
들은 앞니들이 불규칙한 경우가 많고, 선천적으로 앞니 한두 개
가 없는 경우도 있습니다.

그림 11의 환자는 아래앞니 한 개가 없습니다. 10대 시절
에 여덟 개의 큰어금니에 금인레이를 넣었지만 20대임에도 아
래 큰어금니는 또 썩어서 뿌리만 남은 상태입니다.(화살표) 위앞
니 네 개와 아래앞니 세 개가 만나면서 송곳니가 제 기능을 하지
못하기 때문에 비싼 충치 치료를 받았어도 치아가 무너진 것입니
다. 위·아래 앞니가 불규칙하거나 한두 개가 없는 현상은 위턱이
나 아래턱이 충분히 앞으로 성장하지 못해서 발생합니다. 이 경
우 역시 충치 치료를 열심히 받아도 충치가 생기거나 잇몸병으로
고생하고, 오히려 과도한 충치 치료나 잘못된 교정 치료 때문에
치아가 나빠지기도 합니다.

치과의사도 모르는 진짜 치과 이야기

삐뚤어진 작은어금니를 뽑다

Q. 부모의 관심을 받고 자란 막내아들은 어릴 때부터 치과에 가서 유치를 뺐습니다. 치과에서 유치 발치를 했음에도 작은어금니 세 개가 비뚤게 나왔습니다. 20대가 되어 치과에 갔을 때 작은어금니 세 개를 빼라는 말을 듣고 모두 뺐습니다. 30대에는 어금니 세 개를 금인레이로 때우고, 어금니 두 개는 크라운으로 씌웠습니다. 40대 이후에는 무슨 일이 생겼을까요?

A. 삐뚤어진 세 개의 작은어금니를 뽑힌 청년은 필자의 매형입니다. 40대 후반에는 금으로 때웠던 어금니가 아파 치과에서 신경 치료를 받았는데 상태가 호전되지 않자 뽑고 임플란트를 했습니다. 어릴 때부터 계속 치과를 다녔지만 40대에 치아를 뺀 것입니다. 50대가 되어 필자의 치과에서 교정 치료를 힘들게 받으면서 이전에 뽑혔던 작은어금니 세 개를 임플란트로 복구했습니다. 작은어금니를 뽑지 않았다면 교정 치료는 매우 쉬웠을 것입니다.

제13장

턱의 만남이 치아 건강을 결정한다

*

옛날부터 현명한 농부는 늘 어떤 동물을 사기 전에 먼저 그 동물의 입부터 유심히 살핀다. 입 상태를 보면 몸 전체의 건강 상태를 알 수 있기 때문이다. ─브루스 피페, 『오일 풀링』

치아 배열은 가지런하지만 위턱(뼈)과 아래턱(뼈)의 만남이 좋지 않아 치아 건강이 악화되는 경우도 있습니다. 그 대표적인 양상이 과개교합, 개방교합, 비대칭입니다. 여기서는 위턱과 아래턱이 바르게 만나지 못하는 상황에서 충치 치료와 잇몸 치료가 갖는 한계를 설명하겠습니다.

과개교합과 개방교합이란?

어금니를 꽉 물었을 때 위앞니가 아래앞니를 1~2mm 정

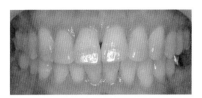

그림 1-A
정상 교합(60대)

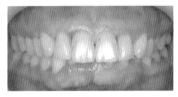

그림 1-B
과개교합(50대)

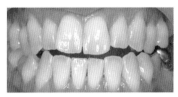

그림 1-C
개방교합(20대)

도 덮는 상태가 정상적인 교합입니다.(그림 1-A) 그리고 위앞니가 아래앞니를 더 많이 덮어서 아래앞니가 잘 보이지 않는 상태를 과개교합deep bite이라 하고,(그림 1-B) 위앞니와 아래앞니가 떠 있어 서로 만나지 못하는 상태를 개방교합open bite이라고 합니다.(그림 1-C)

　일반적으로 과개교합은 사각턱 등 짧은 얼굴형에서 자주 보이고 무의식중에나 저작할 때 입을 꽉 다물기 때문에 치아는 과도한 힘을 받습니다. 이 때문에 치아가 쉽게 마모되거나 잘 부러지고 나이 들면서 사각턱이 심해지는 경향이 있습니다. 개방교합은 대개 갸름한 얼굴이나 긴 얼굴에서 자주 발견되고 입을 벌

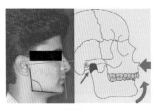
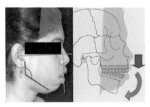

그림 2-A
과개교합 얼굴형

그림 2-B
개방교합 얼굴형

리고 있는 경우가 많습니다. 위·아래 앞니가 서로 전혀 닿지 않고 위·아래 어금니들만 닿기 때문에 어금니만 마모되는 경향이 있습니다.

일반적으로 과개교합은 위턱이 '뒤로' 밀려서 생기고, 개방교합은 위턱이 '아래로' 과도하게 성장하면서 생깁니다. 두 형태 모두 위턱이 '앞으로' 충분히 성장하지 못한 공통점이 있습니다.(그림 2)

과개교합 - 충치가 잘 생기지 않는 구조

과개교합인 사람은 입을 꽉 다물고 씹기 때문에 음식물이 확실히 분쇄되는 동시에 치아 마모도 쉽게 일어나 나이 들면서 어금니의 홈(주름)이 좀 더 빨리 사라집니다. 그래서 음식물이 치아의 홈에 잘 끼지 않아 충치가 잘 생기지 않습니다. 대신 과도한 저작력으로 인해 치아가 부러지기 쉽습니다. 금인레이로 때운 후 치아에 금이 가거나 금인레이가 탈락되어 치과에 오는 경우가 대표적인 예입니다. 실제로 충치의 크기가 커서 금인레이 등의 수복물 크기가 커지는 것은 어쩔 수 없지만, 충치가 잘 생기지 않는 과개교합을 가진 분이라면 충치가 잘 진행되지 않기 때문에 충치가 있어도 우선 지켜볼 필요가 있으며, 충치 치료가 필요하다면 치아를 최소한으로 삭제하는 것이 좋습니다.

　　과개교합 환자는 과도한 저작력 때문에 충치보다 잇몸병으로 고생하는 경우가 있습니다. 그림 1-A의 정상 교합 환자는 어금니 한 개를 금으로 씌웠을 뿐 60대에도 건강한 28개의 치아를 갖고 있습니다. 반면 그림 1-B의 과개교합 환자는 40대에 대학병원에서 네 차례 잇몸 수술을 받았고 모든 어금니의 씹는면을 레진으로 때웠습니다. 그럼에도 불구하고 잇몸병 때문에 50대가 되어서도 치과에 자주 다니고 있습니다. 잇몸 수술은 잇몸병 치료에 도움이 되기도 하지만 과개교합과 같은 구조적 결함이 있으면 결국 치아는 빠집니다. 충치가 아니라 잇몸병으로 고생하는 환자에게 어금니 충치 치료는 더더욱 의미가 없습니다.

　　앞서 과개교합을 가진 사람들은 충치가 잘 생기지 않는다고 설명했습니다. 그러나 1970년대 이후 출생자 중에서 과개교합을 가진 사람들의 앞니 충치가 증가하고 있습니다. 이는 탄산음료 등 가공식품을 자주 먹는 것과 관련이 있습니다. 과개교합이라는 구조적 결함과 식생활 문제를 개선하지 않으면 앞니에 생긴 사이 충치를 레진으로 모두 때워도 충치가 다시 생길 가능성이 높습니다. 위·아래 어금니들은 음식을 꼭꼭 씹을 때뿐만 아니라 하루에도 수천 번씩 침을 삼킬 때마다 서로 만납니다. 반면 위·아래 앞니는 과일이나 국수 같은 음식을 자를 때에만 만날 뿐 꼭꼭 씹을 때나 침을 삼킬 때 서로 접촉하지 않는 것이 정상적인 교합입니다. 그러나 위앞니가 아래앞니를 깊게 덮은 과개교합에서는 아래앞니와 위앞니가 늘 충돌하면서 위앞니가 흔들리기 때문에 앞니 사이에 음식물의 미세한 찌꺼기가 끼면서 썩게 됩니다. 이런 구조적 결함을 교정 치료로 개선하면 좋겠지만, 여의치 않다면 탄산음료 등과 같은 가공식품을 절제하는 것만으로도 충치 예방에 도움이 됩니다.

개방교합 – 충치 치료는 치아 건강을 보장하지 못한다

개방교합은 위·아래 앞니는 일하지 않고, 위·아래 어금니만 심하게 일하는 구조여서 개방교합을 가진 사람은 치아 건강이 매우 나쁠 것으로 예상되지만, 항상 그렇지는 않습니다. 개방교합의 정도에 따라 치아 건강의 수준은 다릅니다. 위·아래 맨 뒤 어금니 한두 개만 만나는 심한 상태라면 젊을 때부터 고생할 가능성이 높고, 전체 어금니들이 잘 만나고 위·아래 앞니들만 살짝 떠 있는 경미한 상태라면 별문제 없이 지내기도 합니다.

위·아래 앞니가 너무 많이 닿아서 앞니가 약해지는 과개교합과 반대로 개방교합에서는 위·아래 앞니들이 서로 닿지 않기 때문에 앞니 사이사이에 음식물이 잘 끼면서 잇몸이 나빠지기도 합니다. 또 무의식적으로 입을 벌리고 있거나 위·아래 앞니 사이의 벌어진 틈을 혀가 늘 미는 것도 앞니의 잇몸이 악화되는 데 영향을 줍니다.

그림 1-C의 개방교합 환자는 위·아래 큰어금니들만 만나는 심한 개방교합 상태입니다. 10대 시절 치과에 가서 여러 개의 어금니 충치를 아말감으로 때웠으나 20대 초반에 어금니가 아파서 신경 치료를 받았고, 어떤 어금니는 빼고 임플란트까지 했습니다. 25세가 되면서 아말감으로 때웠던 다른 치아가 아파서 필자의 치과에 내원해 신경 치료를 받았습니다. 개방교합을 가진 사람 역시 충치 치료에 신중해야 합니다. 이 사례처럼 치료해도 몇 년 안 되어 다시 문제가 생기기도 하지만 큰어금니들만 주로 닿는 경우 교합이 불안정해서 충치 치료를 받고 턱관절 문제가 생길 수 있기 때문입니다. 이 문제는 제21장에서 좀 더 설명하겠습니다.

비대칭 – 치료해도 망가지고 치료 안 해도 건강하다

그림 1-B와 그림 1-C처럼 치아가 고르면서 과개교합이나 개방교합이 있는 경우도 있지만 대개는 치아가 불규칙하면서 과개교합 또는 개방교합을 가진 환자들도 많습니다. 또 턱이 한쪽으로 틀어지는 비대칭과 함께 나타나는 경우도 흔합니다. 이렇게

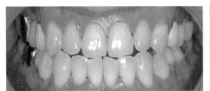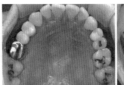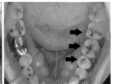

그림 3
개방교합과 비대칭을 동시에 가진 40세 환자

복합적인 결함을 가진 환자들은 치과 치료를 많이 받아도 계속 치과에 다닙니다.

그림 3의 40세 환자는 잇몸병 때문에 치과에 왔습니다. 아래턱이 우측으로 틀어진 비대칭에 개방교합까지 있습니다. 위 오른쪽 부위에는 작은어금니가 빠져서 브릿지를 부착했고, 어금니 열 개에는 아말감이 있습니다. 치경부 마모도 심합니다. 어릴 때부터 충치 치료를 받았고, 술·담배도 하지 않으며, 양치질도 열심히 하는데 나이에 비해 잇몸 상태가 좋지 않습니다. 턱의 비대칭 때문에 치아의 맞물림이 좋지 않은 것이 잇몸병의 주요 원인입니다. 아래 왼쪽 어금니들의 아말감은 탈락된 상태입니다.(화살표) 환자는 아말감이 떨어진 줄도 몰랐고 아말감이 떨어졌어도 충치는 진행되지 않았습니다. 이후 정기 검진에서도 충치는 진행되지 않고 있습니다. 이제 그 모습을 보면서 '어릴 때 씹으면 충치를 때우지 않고 방치했어도 별문제가 없구나!' 하고 생각할 수 있습니다.

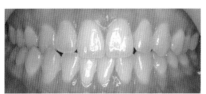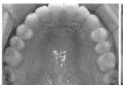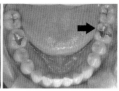

그림 4
비대칭을 가진 23세 환자

그림 4의 23세 환자는 금인레이로 때운 아래 왼쪽 1번 큰 어금니의 '사이 충치' 때문에 필자의 치과에 왔습니다.(화살표) 위·아래 1번 큰어금니 네 개를 레진과 금인레이로 10대 시절에 때웠고, 위·아래 맨 뒤에 있는 네 개의 큰어금니에는 씹는면 충치가 있지만 방치했습니다. 환자가 통증을 느끼는 부위는 충치를 방치한 어금니들이 아니라 씹는면을 금인레이로 때운 큰어금니였습니다. 씹는면 충치를 금인레이로 때워도 턱의 비대칭이라는 구조적인 결함 때문에 다시 충치가 생긴 것입니다.

지금까지 설명한 턱의 축소로 인해 발생하는 치아들의 불규칙함, 과개교합, 개방교합, 비대칭 등은 일반인들이 인식하기 어렵습니다. 그러나 무턱, 돌출입, 주걱턱 등 얼굴의 특징은 잘 알아봅니다. 이 역시 턱의 축소로 일어나는데, 이에 대해서는 제19장에서 다루겠습니다.

충치는 힘의 불균형에서 시작

충치를 치료해도 다시 치료해야 하고, 특정 치아에만 충치가 발생하는 양상을 관찰하면 세균이 충치의 근본 원인이 아님을 알 수 있습니다. 사회의 수많은 문제들이 좀처럼 풀리지 않는 주된 이유는 구조적 문제가 해결되지 않기 때문입니다. 입안도 마찬가지입니다. 위턱과 아래턱이 크고 좌우 대칭이 맞고 치아들이 바르게 배열되어 구조적으로 안정되어 있다면 씹을 때 치아들이 받는 힘은 전체 치아들에 골고루 전달될 것입니다. 그리고 음식물은 잘 분쇄되어 식도로 넘어가서 양치질을 안 해도 자연정화가 이루어져 충치가 잘 생기지 않을 것입니다.

반대로 위턱과 아래턱이 잘못 만나거나 치아들이 불규칙하게 배열되는 등의 구조적 문제가 있다면 과도한 힘이 특정 치아에 계속 가해져서 치아가 부스러지거나 치아 속이 멍들면서 치아 내부가 썩게 됩니다. 또는 위·아래 치아들이 엉성하게 만나 치아에 음식물 찌꺼기들이 잘 쌓이면서 충치가 쉽게 생길 수 있습니다. 이때 세균들은 약해진 치아 부위에 생긴 노폐물을 처리하기 위해 몰려갑니다. 세균을 없애겠다고 검은 부분을 꼼꼼히 제거해서 때우지만 구조적 결함은 여전히 남아 있기 때문에 충치 치료를 열심히 해도 몇 년 뒤 다시 문제가 생기는 것은 이상한 일이 아닙니다. 고가의 충치 치료가 구조적 결함으로 생기는 충치를 막지 못한다면 차라리 충치를 방치하거나 많은 충치 치료를 한꺼번에 하지 않거나, 레진 또는 GI 같은 좀 더 저렴한 방법을 선택하는 것이 현명합니다.

지금까지 위·아래 턱이 제대로 성장하지 못하고 그 크기가 작아져서 치아들이 불규칙하게 배열되고, 위턱과 아래턱이 제대로 만나지 못하는 구조적 결함의 여러 양상에 대해 살펴보았습니다. 식생활과 환경 등의 변화로 구조적 결함을 가진 사람들이 점점 늘어나고 있습니다. 이런 상황에서 충치 치료를 통해 많은 유익을 얻기도 하지만 충치 치료를 받아도 다시 아프거나 잇몸병 때문에 치아를 빼는 경우도 많습니다. 제4부에서는 치통이 심할 때, 치아가 시리거나 흔들리다가 최종적으로 이를 빼야 하는 상황에서 받는 치과 치료에 대해 살펴보겠습니다.

1960년대 치과에서 앞니를 뽑힌 여성

Q. 20대 초반의 여성은 위앞니에 흰색 반점이 생겨 치과에 갔습니다. 치과의사는 치료할 수 없고 뽑아야 한다 했고, 아무것도 모르는 여성은 치과의사의 말을 믿고 가운데 앞니 두 개를 뽑은 뒤 브릿지를 끼워 넣었습니다. 이 여성은 어떻게 지냈을까요?

A. 1960년대 치과에서 앞니 두 개를 뽑힌 20대 여성은 필자의 어머니였습니다. 흰색 반점을 그냥 내버려두거나 간단히 때우거나 많이 썩었다면 신경 치료를 하면 되었을 텐데 뽑아버렸습니다. 그렇게 만들어진 브릿지는 기존 치아의 외형을 잘 복제했을까요? 앞니 모양의 변화는 어금

니의 건강에도 영향을 줍니다. 기본적으로, 젊었을 때 위앞니들을 갈아서 씌웠으니 앞니 자체가 건강할 수 없고 나머지 치아들도 건강할 수 없었습니다. 군것질을 전혀 하지 않는 좋은 식생활을 실천했지만 잘못된 보철 때문에 평생 치아 문제로 고생하셨고, 60대 이후에 필자가 여러 개의 임플란트를 심어드렸습니다.

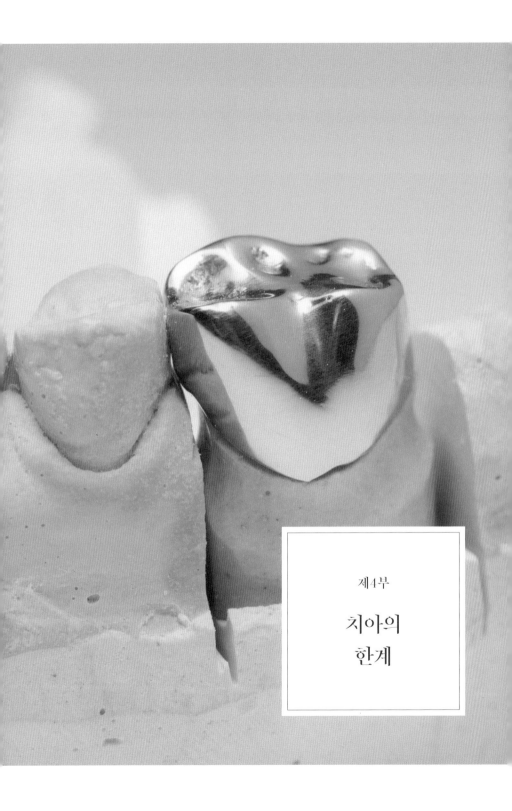

제14장

신경 치료와 크라운을 해도 치아는 빠진다

*

거칠고 딱딱한 음식을 먹이면 자연스럽게 턱은 발달한다. 하지만 지
금처럼 씹을 필요가 없는 부드러운 음식만 먹이면 턱이 발달하지 못
한다. 거친 음식이란 자연에서 햇빛을 받고 모진 비바람에도 잘 견디
내고 열매를 맺는 채소, 산나물, 호밀, 현미 등과 같은 비타민과 무기
질이 풍부한 식품을 말한다. —김숙희, 『아들을 남자답게 키워라』

현대인의 턱은 퇴행(축소)되고 치아의 배열은 불규칙합니
다. 이런 와중에 가공식품을 점점 더 많이 먹고 있습니다. 그러다
보니 어릴 때부터 치아의 퇴행성 질환인 '충치'로 고생합니다. 관
절의 퇴행성 질환인 '턱관절 장애'로 고통받는 사람들도 있지만
대부분은 잇몸뼈의 퇴행성 질환인 '잇몸병'으로 고생합니다. 제4
부에서는 심한 충치로 통증이 있을 때 하는 신경 치료, 신경 치료
후 치아를 씌우는 크라운, 잇몸병 등으로 치아가 빠졌을 때 하는
임플란트와 브릿지, 치아가 많이 빠졌을 때 하는 틀니에 대해 알

아보겠습니다. 이런 치료에 대한 일반적인 내용은 인터넷이나 치과 안내 책자 등에 자세히 설명되어 있으므로 여기서는 조금 다른 측면에서 접근하겠습니다.

먼저 치아의 통증을 구분하겠습니다. 치아가 시리다면 그것은 잇몸뼈가 줄어드는 잇몸병 때문에 생기는 증상입니다. 몸이 피곤하거나, 음식을 먹고 나서 둔한 통증이 있거나, 가끔 통증이 생겼다 사라지면 잇몸이 안 좋다고 보면 됩니다. 이때는 스케일링 등의 잇몸 치료가 필요합니다. 반면 단 음식을 먹을 때 치아가 아프다면 그것은 초기 충치에 해당하며 때우는 것만으로도 해결할 수 있습니다. 하지만 뜨거운 음식을 먹을 때, 가만히 있을 때나 씹을 때 심한 통증을 느낀다면 그것은 충치가 깊어져서 신경까지 도달한 상태이고 이때는 신경 치료를 받아야 합니다.

신경 치료는 가장 힘들고 어려운 치료

치통이 거의 없고 깊이 파고들지 않은 충치는 보통 레진이나 GI 등의 재료로 때웁니다. 그러나 충치가 깊어져서 치아 안의 신경(치수)까지 도달하면 통증을 일으킵니다. 이때는 신경이 죽어가는 상태이므로 때우는 것만으론 염증이 가라앉지 않고, 방치했다가는 염증이 심해져서 치아를 빼야 할 지경까지 이릅니다. 신경관 안에 있는 신경, 혈관, 세포, 세균을 없앰으로써 염증을 사라지게 하여 치아를 살리는 것을 신경 치료라고 합니다. 보통

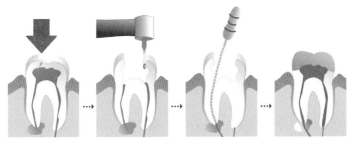

그림 1
신경 치료 과정

①충치가 생겨서 신경이 감염되고 염증이 생기면 ②치과용 드릴을 이용해 치아에 구멍을 뚫어 신경까지 접근하고 ③바늘 같은 기구를 이용해 신경조직을 꼼꼼히 제거한 후 ④신경관을 고무 성분 재료로 채우고, 구멍 부분은 레진이나 GI로 채운 뒤 크라운을 씌웁니다.

"신경을 죽이고 치아는 살린다"라고 표현합니다. 그림 1은 신경 치료 과정을 보여줍니다.

신경조직을 한 번에 제거하는 것이 어려워서 여러 번 치료를 하고, 치료받을 때마다 마취를 하기도 합니다. 그만큼 힘들고 어려운 치료입니다. 여기까지는 일반적인 내용입니다. 이제 신경 치료에 대한 다른 견해를 설명하겠습니다.

사이 충치는 신경 치료의 가장 큰 원인

그림 1의 붉은색 화살표를 주목하세요. 치아의 씹는면에 충치가 생겨 신경까지 진행되는 것처럼 묘사했지만 그림처럼 씹는면 충치를 방치해서 신경 치료를 해야 하는 경우는 드뭅니다.

식생활이 매우 안 좋고, 양치질이 전혀 안 되며, 턱의 비대칭 같은 구조적 결함이 심한 경우 등의 조건이 모두 갖춰졌을 때 씹는면 충치가 진행되어 신경까지 도달하는 충치(제6장 그림 1의 c3)가 됩니다. 즉 씹는면 충치를 방치해서 신경 치료를 하는 경우는 많지 않습니다. 오히려 치과의사가 씹는면 충치를 깔끔하게 제거하면서 신경이 노출되거나, 씹는면 충치 치료를 했음에도 나중에 생긴 '사이 충치' 때문에 신경 치료를 할 때가 더 많습니다.

검게 보이는 충치 가운데에는 진행 중인 것도 있지만 정지된 것도 많습니다. 검은 부분은 치아 스스로 만든 보호막 역할을 하기도 합니다. 이런 가능성을 고려하지 않고 깔끔하게 때우기 위해 검은 부분을 완벽하게 제거하는 바람에 신경이 노출되어 신경 치료를 하는 경우가 많습니다. 차라리 씹는면 충치를 방치하다가 아프면 신경 치료를 하거나, 씹는면 충치가 영 불안하다면 충치를 적당히 제거한 후 GI나 레진 등으로 때우고 경과를 관찰하는 것이 더 나은 방법 아닐까요? 지나친 완벽함과 깔끔함이 오히려 치아를 더 빨리 병들게 할 수 있습니다.

그림 2처럼 신경 치료를 가장 많이 하는 경우는 사이 충치가 있을 때입니다. 이 역시 사이 충치를 방치하다 신경까지 썩어서 신경 치료를 받기도 하지만, 사이 충치를 금인레이 등으로 치료했음에도 이후에 생긴 2차 충치나 치아 균열 때문에 신경 치료를 받는 경우가 빈번합니다. 사이 충치의 발생 자체가 구조적 결

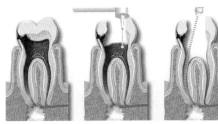

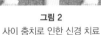

그림 2
사이 충치로 인한 신경 치료

함, 식생활, 구강위생 등에 문제가 있음을 의미하는데 이런 변수들을 개선하지 않고 충치 치료에만 의존했기 때문에 2차 충치가 생깁니다. 하지만 처음에 충치 치료를 할 때 완벽하게 충치를 제거하면서 치아는 과도하게 삭제되고 금인레이 같은 단단한 수복물이 계속 스트레스를 가하면서 치아가 약해지는 것도 주원인입니다. 결론적으로 씹는면 충치는 그렇게 중요하지 않고, 치료하더라도 GI나 레진 등의 재료로 충분하지만, 사이 충치는 비싼 재료를 써서 치료해도 언젠가는 더 썩어서 신경 치료가 필요하다는 점을 강조합니다.

크라운으로 씌워도 문제는 생긴다

고생하며 신경 치료를 받았다고 치료가 끝난 것은 아닙니다. 신경 치료를 하면서 치아 신경관 내부의 혈관이 제거되는데, 혈관이 사라지면 치아는 영양 공급을 받지 못해 약해지고 색깔이

어두워집니다. 게다가 신경 치료를 하면서 치아에 큰 구멍이 생깁니다. 이 구멍을 레진이나 GI로 막는데 이를 '코어 core'라고 합니다. 충치가 심해서 남아 있는 치아의 양이 부족한 경우에는 '기둥'이라 부르는 작은 나사를 뿌리 속에 넣어 보강합니다. 이렇게 해도 음식물을 씹다 보면 치아가 부서질 수 있기 때문에 치아를 전체적으로 갈아서 본을 뜬 후 크라운으로 씌웁니다(앞니 신경 치료 후에는 씌우지 않는 경우도 많습니다). 신경 치료를 했을 때 이외에도, 치아 일부가 부러졌는데 때우는 것으로는 해결하기 어려울 때 크라운으로 씌웁니다. 크라운을 할 때는 머리를 깎는 것처럼 치아를 전체적으로 삭제합니다. 그리고 본을 떠서 금, 금속, 도자기, 지르코니아 등의 재료를 사용하여 크라운을 만듭니다. 강도, 비용, 심미성, 생체 친화성 등을 고려해 치과의사와 상의한 후 결정하면 됩니다.

　이렇게 크라운을 해도 신경 치료한 치아의 뿌리에 염증이 생기거나 크라운 내부의 치아가 썩는 문제가 생길 수 있습니다. 이때 크라운을 뜯어내고 다시 치료해서 살리기도 하지만 빼야 할 경우도 많습니다. 크라운을 뜯어내고 다시 신경 치료를 하는 것은 매우 어려운 작업입니다. 실력 있는 치과의사를 만나 신경 치료로 다시 살린다 해도 몇 년 뒤 문제가 재발하여 빼기도 합니다. 신경 치료는 빼야 할 치아를 살리기 위한 마지막 구조 활동입니다. 신경 치료를 받고 크라운으로 씌웠다 해도 치아 수명을 잠시

연장했을 뿐, 10년 정도 지나면 뺄 수 있다는 점을 기억하시는 게 좋습니다.

　　10~20대에 실란트, 레진, 금 등을 씹는면에 넣습니다. 20~30대에 사이 충치가 생겨 금인레이 등으로 때웁니다. 20~40대에 충치가 진행되어 신경 치료를 하고 씌웁니다. 30~50대에 뿌리 주변의 염증, 크라운 내부에 생긴 치아 충치, 잇몸병 등으로 치아를 뺍니다. 이것이 '치아의 일생'입니다. 인공물은 수명이 있고, 우리 몸은 늙어가므로 탈이 날 수밖에 없습니다. 신경 치료를 유발할 정도의 안 좋은 식생활과 구강위생이 개선되지 않은 것도 크라운의 수명에 영향을 줍니다. 그리고 구조적 결함이 큰 영향을 끼칩니다. 씹는 힘이 골고루 분배되지 못하고 특정 치아에 과도한 힘이 전달되면 치아가 미세하게 흔들리면서 치아 사이에 음식물이 끼고 사이 충치가 생기거나 치아 내부에 멍이 듭니다. 이렇게 되면 신경이 충혈되면서 통증을 느낍니다. 신경 치료와 크라운은 증상을 완화시킨 것일 뿐 구조적 결함은 여전하기 때문에 크라운으로 씌운 치아가 여전히 과도한 힘을 받는다면 10년쯤 뒤에 다시 문제가 생기고 최악의 경우 치아를 빼야 합니다.

　　신경 치료를 받고 몇 년 뒤에 아프기도 하지만 처음 신경 치료를 해도 염증이 사라지지 않는 경우도 있습니다. 또는 예기치 못하게 신경 치료용 기구가 신경관 내에서 부러지거나 신경 치료용 약제가 치아 뿌리 바깥으로 빠져나가는 바람에 통증이 지속되는 경우도 있습니다. 다행히 수개월 동안 신경 치료를 받거나 치근단 절제술, 치아 재식 등의 방법으로 해결되기도 하지만 어쩔 수 없이 치아를 빼야 하는 불운한 경우도 있습니다. 그 과정에서 치과의사와 환자의 신뢰 관계가 깨져 법적 분쟁으로 가기도 합니다. 이런 경우 법적 해결보다는 안타깝지만 과감하게 치아를 뽑을 필요도 있다고 필자는 생각합니다. 치아를 사랑하지 않는 태도처럼 보일 수 있겠으나 신경 치료 후 10년 정도 지나면 빠질 수 있는 치아를 미리 떠나보내고 임플란트를 해서 사용하는 것도 그리 나쁜 선택은 아닙니다. 물론 임플란트 치료가 잘된다는 전제 조건이 필요하지만 말입니다.

치과의사도 모르는 진짜 치과 이야기

제15장

임플란트를 할까? 브릿지를 할까?

*

> 치아는 그 수가 많을수록 좋은 것이다. 36치는 왕이나 고관대작·거부
> 가 될 상이며, 32치만 되어도 아주 좋아서 복록을 누리고, 30치는 보
> 통 정도, 28치는 하급이다. —신기원, 『꼴 관상학』

과도한 저작력이나 금인레이 같은 충전물로 인한 치아 균
열, 신경 치료 후 다시 생긴 염증, 잇몸병 등의 이유로 평균 40대
후반이 되면 치아가 빠지기 시작합니다. 이때 선택할 수 있는 방
법은 두 가지입니다. 빠진 치아의 양쪽에 있는 치아를 갈아서 다
리처럼 연결하여 씌우는 브릿지bridge와 빠진 치아 부위에만 나사
를 심어서 복구하는 임플란트implant입니다.(그림 1)

사람들은 임플란트가 브릿지에 비해 아프고 비쌀 것으로
생각하는데 이런 생각이 항상 맞는 것은 아닙니다. 잇몸뼈만 좋

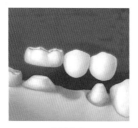

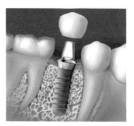

그림 1-A
브릿지

그림 1-B
임플란트

다면 임플란트가 브릿지에 비해 더 간단하고 편합니다. 또 이전에 비해 임플란트 치료비가 내려가면서 치아 한 개가 빠졌을 경우, 세 개 치아를 삭제해서 씌우는 브릿지보다 임플란트 한 개를 심어서 해결하는 방법이 더 저렴하기도 합니다. 물론 임플란트를 여러 개 심어야 하는 경우엔 브릿지나 틀니가 더 저렴합니다. 그러나 브릿지를 하고 싶어도 못하는 경우가 있습니다. 맨 뒤에 있는 큰어금니가 빠졌을 때입니다. 브릿지는 양쪽에 치아가 있고 중간 치아가 빠진 경우에만 가능하기 때문입니다.

임플란트와 브릿지의 장단점

사실 치과의사 입장에서 더 빨리 돈을 벌고, 치료가 더 편한 쪽은 브릿지입니다. 브릿지는 빠르면 1주 내에 치료를 끝낼 수 있고, 몇 년 뒤 문제가 생겨도 해당 치과의사는 그 책임에서 비교적 자유롭습니다.

치과의사도 모르는 진짜 치과 이야기

반면 임플란트는 완성하기까지 몇 달이 걸리고, 지루한 기다림 끝에 임플란트가 잇몸뼈와 결합되지 않으면 다시 오래 기다렸다가 재수술을 해야 하는 등 스트레스가 큽니다. 임플란트 수술 후 감염이나 신경 마비 등의 부작용도 무시할 수 없습니다. 치료 후에 문제가 생기면 치료했던 치과의사가 해결해야 하기 때문에 사후 관리에 대한 부담도 있습니다. 그럼에도 불구하고 치과의사들이 임플란트를 권하는 이유는 환자 입장에서 임플란트의 장점이 훨씬 더 많기 때문입니다.

20~30대에 브릿지를 넣고 20년 이상 사용하는 경우도 있지만, 일반적으로 10년 정도 지나면 브릿지를 넣기 위해 삭제했던 치아에 문제가 생기는 경우가 많습니다. 브릿지를 제거해보면 내부에 충치가 심하거나 치아가 흔들려 치아를 빼야 하는 경우가 대부분입니다. 그렇게 되면 이전에 빠졌던 치아와 이번에 빠진 치아 등을 대체하는 두 개 이상의 임플란트를 해야 합니다.

반면 임플란트는 빠진 치아의 옆 치아는 건드리지 않고 단독으로 존재하기 때문에 옆 치아에 주는 힘의 부담이 적고, 옆 치아에 발생하는 문제를 확인하기도 쉽습니다. 브릿지 대비 임플란트의 가장 큰 장점은 치아를 삭제하지 않아서 교합의 변화가 적다는 점입니다. 어금니 한 개가 빠져 양쪽 치아를 갈아 브릿지로 씌웠는데 브릿지 모양이 원래 치아들의 모양을 재현하지 못해서 불편을 호소하는 환자들이 있습니다. 만약 치아를 삭제하지 않고, 빠진 치아 부위에만 임플란트를 했다면 그런 고통을 피할 수 있었을 것입니다.

어금니 크라운의 높이가 낮을 때의 문제점

그러나 임플란트도 브릿지와 유사한 문제가 생길 수 있습니다. 예를 들어 아래 어금니 한 개가 빠져 임플란트를 했는데 위 어금니와 잘 닿지 않고 제대로 씹히지 않는 경우입니다. 과거 임플란트가 개발된 초창기에는 임플란트 크라운의 모양(높이)을 원래 치아(자연치)보다 아주 약간 덜 닿게 하라고 가르쳤습니다. 그런 지식이 지금까지 이어져서 임플란트 크라운을 살짝 낮게 만드는 치과의사가 여전히 있습니다. 또 임플란트 자체의 문제로 처음에는 잘 맞았다가 시간이 지나면서 약간 낮아지는 경우도 있습니다. 이런 이유들로 인해 임플란트 크라운이 원래 치아의 높이보다 낮으면 1~2년은 문제가 없으나 그 이후에는 임플란트에 비해 옆에 있는 자연치들이 힘을 더 많이 받기 때문에 주변 치아들에 문제가 생기기 시작합니다. 물론 임플란트 크라운의 높이가 적절해도 노화 등의 이유로 주변 치아가 순차적으로 나빠질 수 있습니다.

그림 2의 36세 환자는 2년 전에 다른 치과에서 어금니를 뽑고 임플란트를 심었습니다. 필자의 치과에 온 이유는 임플란트 뒤에 있는 어금니의 잇몸 통증 때문이었습니다. 교합지(먹물이 묻

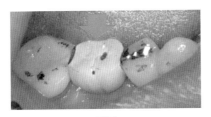

그림 2
임플란트 크라운(녹색 화살표)이 위 어금니와 접촉하지 않음

어 있는 아주 얇은 색종이로, 씹었을 때 위·아래 치아들이 만나는 지점이 치아에 찍힘)로 검사해보니 임플란트가 위 어금니와 서로 닿지 않고 있었습니다. 임플란트 크라운이 낮아서 씹는 기능을 하지 못하는 것입니다. 이러다 보니 주변 어금니에 과도한 힘이 가해져서 통증이 생긴 것입니다. 이처럼 임플란트에 부착된 크라운의 높이가 낮은 경우에는 새로 제작해야 합니다.

앞니 크라운이 두꺼울 때의 문제점

어금니 부위의 임플란트나 브릿지가 낮게 만들어져서 잘 씹히지 않는 경우도 있지만, 앞니 부위의 크라운이나 브릿지의 두께가 두꺼워서 위·아래 앞니끼리 충돌하는 경우도 있습니다. 이 역시 수복물을 끼우자마자 곧바로 느끼는 환자들도 있지만 대부분은 몇 년이 흐른 뒤에야 위·아래 앞니가 아프거나 흔들리는 것을 느낍니다. 이미 앞니의 잇몸이 약해졌고, 어떤 경우에는 턱관절까지 아픕니다. 치과의사가 잘 확인하고 조정하는 것이 우선이지만 여러분이 잘 느끼는 것도 중요합니다. 그리고 빨리빨리 만들 게 아니라 며칠 동안 사용해보고 나서 번거롭더라도 다시 치과에 방문해서 확인한 후 문제가 있다면 수정받기 바랍니다. 치아가 빠졌을 때는 오랫동안 방치하다가 막상 임플란트 치료를 받게 되면 빨리 해달라고 재촉하는 분들이 많은데 치과 치료는 인내심을 갖고 받아야 좋은 결과를 얻을 수 있다는 것을 기억하시기 바랍니다.

이런 상황들을 통해 입안의 세균도 치아 건강에 영향을 미치지만 구조 역학이 더 중요한 요인이라는 사실을 알 수 있습니다. 즉 구조적으로 치아들이 잘 만나서 힘이 골고루 분배되어야 치아가 건강합니다. 만약 세균이 치아 건강의 결정적 요인이라면 어금니 한 개가 빠져도 임플란트 등의 보철 치료를 하지 않고 계속 스케일링만 해서 유해 세균을 억제하는 것만으로 남아 있는 치아가 아프거나 빠지지 말아야 합니다. 임플란트 크라운의 교합이 낮아도, 그래서 조금 덜 씹혀도 잇몸 치료를 열심히 해서 유해 세균을 없애는 것만으로 나머지 치아들이 아프지 않아야 합니다. 하지만 그런 일은 일어나지 않습니다. 치아를 해 넣지 않으면 남아 있는 치아들은 빠진 치아가 있었을 때보다 더 빠른 속도로 빠집니다. 왜 치아가 빠지면 이를 해 넣을까요? 보기 흉해서? 치아가 움직이니까? 음식물이 끼니까? 일차적으로는 잘 씹기 위해서입니다. 잘 씹는다는 것은 저작력이 전체 치아에 골고루 전달되는 것입니다. 따라서 씹는면을 변화시키는 사소한 충치 치료부터 고가의 임플란트 치료에 이르기까지 힘의 균등한 분배를 깨뜨리지 않으려고 애쓰는 치과의사를 만나는 것이 중요합니다. 저렴한 치료비를 내세우는 치과가 아니라……

제16장

치아를 묶지 말고 자유롭게!

*

남자 프로 배구에서 6년 만에 정규 리그 1위에 오른 대한항공의 비결
은 합숙을 폐지한 자율 배구였습니다. 66살의 노사령탑인 박기원 감
독은 자유를 부여하는 대신 책임감을 강조했고 선수들은 스스로 움직
였습니다. ─손기성 기자, KBS 뉴스, 2017. 3. 9.

치아가 빠졌을 때 양쪽 치아를 갈아서 연결해 씌우는 것을
'브릿지'라 하고, 치아가 빠지지 않았는데도 치아 몇 개를 갈아서
연결해 씌우는 작업을 '스플린팅 splinting'이라고 합니다. 스플린팅
의 목적은 잇몸이 약한 치아를 묶어서 튼튼하게 하는 것과 치아
사이에 음식물이 끼지 않게 하는 것 등입니다. 치아들을 철사 같
은 것으로 묶는 행위도 스플린팅인데, 여기서는 여러 개의 치아
들을 삭제한 후 묶어서 '씌우는' 스플린팅의 문제점에 대해 알아
보겠습니다.

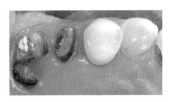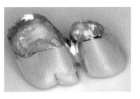

그림 1
작은어금니와 큰어금니를 묶어서 씌운 59세 환자의 최종 결과

그림 1의 환자는 10년 전 다른 치과에서 작은어금니와 큰어금니를 묶어 씌웠는데 해당 보철물이 빠져 필자의 치과에 내원했습니다. 큰어금니는 썩어서 쪼개졌고, 작은어금니는 많이 흔들려서 모두 발치했습니다. 묶어서 씌웠으므로 10년 동안 사용했다고 생각할 수도 있지만, 묶어서 씌웠기 때문에 썩어서 흔들리는 것을 느끼지 못해 일이 더 커졌다고도 생각할 수 있습니다. 음식물이 끼지 말라고 묶어서 씌우기도 하는데, 이런 경우 음식물이 끼지 않는 것 같아도 미세한 찌꺼기들이 치아 사이에 낀 후 빠져나오지 못해 오히려 충치가 더 빠르게 진행되기도 합니다.

그림 2의 환자는 10년 전 어느 치과에서 위앞니 네 개를 '치아 성형' 목적으로 묶어서 씌웠습니다. 필자의 치과에 온 이유는 묶어서 씌운 것이 통째로 빠졌기 때문입니다. 가운데 큰앞니는 많이 썩었고, 양쪽 작은앞니는 뿌리만 남았습니다. 건강했던 앞니 네 개를 묶어 씌우면서 음식물이 속에 남게 되고, 충치 등의

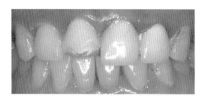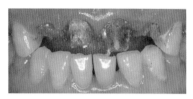

그림 2
앞니 네 개를 묶어서 씌운 50대 환자의 10년 후 모습

문제가 생겨도 느끼지 못하면서 최악의 상태에 이르렀습니다. 앞니 모양이 보기 좋지 않다는 이유로 요즘엔 건강한 앞니를 갈아서 씌우는 치아 성형을 많이 합니다. 이때 튼튼하게 하거나 치아 사이가 벌어지지 않게 하기 위해 치아를 묶어서 씌우면 내부에 문제가 생겨도 인식하지 못하고, 알게 되더라도 내부를 치료하려면 여러 치아를 건드려야 하는 상황에 놓입니다.

　　그림 3의 환자는 어릴 때부터 주기적으로 치과를 다니면서 치과의사가 권하는 치료는 다 받았습니다. 위 왼쪽 맨 뒤 어금니의 통증과 입 냄새 때문에 29세 때 필자의 치과에 왔습니다. 필자는 깜짝 놀랐습니다. 앞니는 모두 있는데 앞니 다섯 개가 삭제되어 묶여 있고(스플린팅), 위 오른쪽 작은어금니와 큰어금니도 스플린팅되어 있으며, 위 왼쪽 작은어금니들은 모두 뽑혀서 송곳니와 큰어금니가 브릿지로 씌운 상태였기 때문입니다. 아래 왼쪽 어금니 세 개, 아래 오른쪽 어금니 두 개 모두 묶여 씌워져 있었

치과의사도 모르는 진짜 치과 이야기

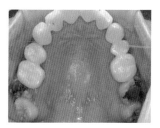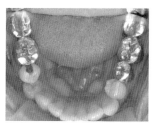

그림 3
거의 모든 치아들을 묶어서 씌운 29세 환자

고 신경 치료를 받은 치아는 없었습니다. 이는 충치가 깊지 않았고 굳이 씌울 필요가 없었다는 뜻입니다. 그런데도 젊은 사람의 치아를 이렇게나 많이 갈고, 모두 연결해서 씌웠습니다. 삐뚤게 나왔던 위 작은어금니들은 교정으로 해결해야 했는데, 뽑고 묶어서 씌우는 바람에 상태가 더 악화되고, 교정 치료도 매우 어렵게 만들었습니다. 아래 어금니들 역시 묶어서 씌우는 바람에 삐뚤게 나온 작은어금니를 교정하기도 어려운 상황이었습니다.

묶어서 씌운 크라운이 많고, 위·아래 치아들이 제대로 들어맞지 않으면 음식물이 잘 낍니다. 더불어 위 작은어금니들이 없어서 치열궁이 좁기 때문에 코가 아닌 입으로 호흡하는 습관이 생기면서 입 냄새를 유발합니다.

입안이라는 회사에 근무하는 치아라는 직원들에게 적절한 자유를 주어야 회사가 운영됩니다. 두 사람, 세 사람, 다섯 사람

등으로 묶어서 계속 함께 지내라고 하면 살 수 있을까요? 잠깐 동안은 버틸 수 있을지 몰라도 시간이 지날수록 사람들은 괴로워 할 것입니다. 자연은 우리의 입안에 32개의 치아를 '개별적으로' 주었습니다. 자연의 순리대로 치아를 자유롭게 해주어야 치아들이 건강할 수 있습니다.

저렴하게 잘하는 치과를 찾아서

Q. 50대 후반의 여성은 아래 왼쪽 맨 뒤 어금니가 아팠습니다. 지인으로부터 저렴하게 잘하는 치과를 소개받아 차로 한 시간 정도 떨어진 그 치과에 갔습니다. 치과의사는 맨 뒤 어금니 상태가 좋지 않으니 신경 치료를 한 후, 뿌리에 기둥을 심고 금니로 씌우자고 했습니다. 그리고 좀 더 튼튼하게 하기 위해 그 앞에 있는 건강한 어금니와 묶어서 씌우자고 했습니다. 환자는 치과의사의 말대로 치료를 받았습니다. 이 여성분의 치아는 잘 있을까요?

A. 저렴하게 잘하는 치과를 찾아가 아래 왼쪽 어금니 두 개를 스플린팅했던 환자는 이후 필자의 장모님이 되었습니다. 두 개를 묶은 후 몇 년이 지나 두 어금니 중에서 기둥을 심고 씌웠던 어금니에 심한 염증이 생겼습니다. 대학 졸업 후 치과의사가 된 필자가 묶여 있던 두 개의 크라운을 뜯어내보니 기둥을 심었던 치아는 뽑을 수밖에 없는 상태였고 그 앞에 있는 큰어금니는 충치가 전혀 없는, 즉 씌울 필요가 없는 치아였습니다. 불필요하게 치아 한 개를 추가로 씌웠기 때문에 저렴한 치료도 아니었고 치아를 묶어서 악조건을 극복하려 했지만 그 노력은 멀쩡한 치아를 갈아버린 부작용만 불러왔습니다.

제17장

사랑니는 쓸모없는 치아가 아니다

*

붓다에게만 나타나는 32상을 좀 더 소개해보면 아주 긴 혀, 엷은 미
소가 떠나지 않은 단정한 입매, 40개의 치아가 고스란히 나 있는 턱,
그 가운데 네 개의 하얀 송곳니⋯⋯.
　　　　　　　　　　　— 프레데릭 르누아르, 『소크라테스 예수 붓다』

사랑니는 최후의 기둥

치과의사를 포함한 대부분의 사람들이 사랑니를 빼는 것
을 '정상'이라고 생각합니다. 정말 사랑니를 빼는 것이 정상일까
요? 치과대학에서는 사랑니의 효용과 가치에 대해 가르치지 않
습니다. 그저 사랑니를 '범죄자', '퇴화의 산물'로 취급하며 제거
해야 할 대상으로 가르칠 뿐입니다. 사랑니가 도대체 무슨 사고
를 치기에 이런 대우를 받는 걸까요?

그림 1은 매복된 사랑니가 일으키는 문제를 보여줍니다.

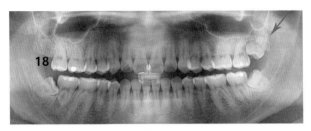

그림 1
어금니의 옆구리를 파고든 위·아래 사랑니

아주 드물게 사랑니 주변에 물혹이나 종양이 생기기도 하지만, 사랑니 앞에 있는 2번 큰어금니의 옆구리가 썩는 경우가 대부분입니다. 이런 문제가 흔하다 보니 치과의사들은 미리미리 사랑니를 뽑으라고 권합니다.

여기서 다시 한번 생각해봅시다. 왜 옆 치아에 충치가 생겼을까요? 기본적으로 사랑니가 똑바로 나오지 못했기 때문입니다. 그럼 왜 똑바로 나오지 못했을까요? 위턱과 아래턱이 작아졌기 때문입니다. 1960년대 이전 출생자는 사랑니가 바르게 나온 빈도가 높지만, 1970년대 이후 출생자들부터 그 빈도가 빠르게 감소하고 있습니다.

현대는 사랑니로 인한 문제가 흔하고, 사랑니 자체가 없는 경우도 많다 보니 사랑니는 없는 것이 정상이고, 사랑니가 나오면 뽑는 것을 정상으로 여깁니다. 심지어 선천적으로 사랑니가

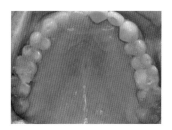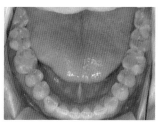

그림 2
31개의 자연치아가 있는 74세 환자(치아 천재)

없는 것을 좋아하기까지 합니다. 사랑니가 매복되어 있거나 불필
요하다고 생각하여 한쪽 사랑니를 뽑으면서 균형을 맞춰야 한다
며 반대쪽 사랑니를 함께 뽑기도 합니다. 이번 장에서는 사랑니
의 소중함에 대해 알아보면서 우리의 턱이 얼마나 축소되었는지
다시 한번 확인해보겠습니다.

　그림 2의 74세 환자는 어금니 씹는면의 마모 문제로 필자
의 치과에 왔습니다. 마모된 부분은 GI로 때웠습니다. 몇 년 전
앞니가 빠져 브릿지로 씌운 것 외에 치과 치료를 받은 적이 없으
며 사랑니 네 개를 포함해 31개의 자연치아를 갖고 있습니다. 이
런 상태가 정상입니다. 덴탈아이큐(IQ)라는 것이 있다면 이분은
치아 천재라고 할 만합니다. 만약 이분이 젊었을 때 치과에 갔다
면 사랑니를 뽑혔을 것입니다. 아니라고요?

　그림 3의 환자는 10대 시절에 금으로 씌운 아래 왼쪽 큰어

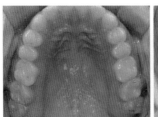
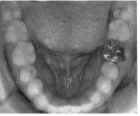

그림 3
32개의 치아가 있는 20세 환자(천연기념물)

금니가 불편해서 어느 치과에 갔는데, 치료해야 할 충치가 많고 사랑니 네 개를 모두 뽑아야 한다는 얘기를 듣고 필자의 치과에 왔습니다. 어렸을 때 레진으로 어금니들을 모두 때웠고 약간의 착색만 있는 정도인데 다시 해야 할까요? 이렇게 많이 때웠는데 다시 때우는 것은 정상이 아닙니다. 사랑니는 모두 바르게 나온 상태입니다. 바르게 나온 사랑니를 왜 빼야 할까요? 치과에 가면 빼는 것이 당연한 수순일 뿐 합리적인 이유는 없습니다. 사랑니에 있는 씹는면 충치가 사랑니를 아프게 할까요? 씹는면 충치는 중요하지 않다고 여러 차례 설명했습니다. 이 환자에게 필요한 것은 사랑니 부위를 청결하게 해서 최대한 오래 보존하는 일입니다. 바르게 난 32개의 치아를 가진 이 청년은 현대인 중에서 천연기념물 같은 존재입니다.

그림 4의 환자는 교정 전문 치과에서 발치 교정을 받은 후 사랑니 네 개를 뽑으러 필자의 치과에 왔습니다. 20대인데도 모

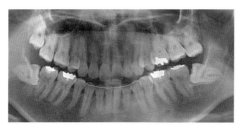

그림 4
발치 교정 후 사랑니를 뽑으러 온 25세 환자

든 어금니가 레진과 금으로 때워져 있습니다. 32개의 치아 중 이미 작은어금니 네 개를 뽑았고 사랑니 네 개까지 뽑으면 24개만 남습니다. 필자는 크게 불편하지 않으면 사랑니를 뽑지 않기 때문에 이 환자의 경우 누워 있는 아래 사랑니 두 개만 뽑았습니다. 그러나 아래만 뽑아도 위 사랑니는 저작 기능을 하지 못하기 때문에 24개만 있는 것과 같습니다. 발치 교정 후 20대부터 24개의 치아로 살아가는 환자들이 의외로 아주 많습니다. 아무리 질기고 거친 음식을 먹지 않는 세대라곤 하지만 과연 앞으로 잘 지낼 수 있을까요?

　발치 교정을 받은 환자들은 갸름한 턱, 오목한 입, 가지런한 앞니 등에 만족하지만 어금니들의 맞물림은 좋지 않은 경우가 많습니다. 또 교정 치료를 받으면서 충치 치료까지 꼼꼼히 받기 때문에 20~30대의 젊은 나이에도 불구하고 어금니에는 금, 레진, 크라운 등이 있는 경우가 많습니다. 작은어금니 2~4개를 뽑았기 때문에 어금니 개수는 12~14개입니다. 교합도 좋지 않고 충전물도 많고 어금니 개수도 적은 까닭에 치아들이 받는 스트레스가 가중되면서 내부 충치나 잇몸병으로 인해 뒤쪽 어금니들이 하나씩 아프게 됩니다. 이런 와중에 가까스로 사랑니 네 개가 나와서 엉성하게라도 서로 만나 저작력의 일부를 감당한다면 치아 건강에 큰 도움이 됩니다. 하지만 이런 사랑니를 필요 없다고 빼면 사랑니 앞에 있는 어금니들이 받는 저작력이 커져서 좀 더 빨리 망가집니다. 이와 반대로 남아 있는 사랑니들이 자기 주인을 위해 고군분투하는 모습을 보겠습니다.

그림 5의 80세 환자는 위 오른쪽 큰어금니가 불편해서 필자의 치과에 왔습니다. 치료를 해도 상태가 호전될 것 같지 않아서 사용할 수 있을 때까지 쓰다가 많이 아프면 빼라고 말씀드렸습니다. 80세임에도 불구하고 브릿지를 포함하여 28개의 치아가 있습니다. 왼쪽 위·아래 큰어금니들(동그라미)은 20년 전에 뽑았다고 합니다. 이런 상황에서 왼쪽 위·아래 사랑니들(화살표)이 저작력을 버텨내면서 다른 치아들이 받는 힘을 줄여주고 있습니다.

어금니가 많을수록 개별 어금니가 받는 저작력은 줄어들어 치아 건강에 도움이 됩니다. 16개 어금니보다 사랑니를 포함한 20개의 어금니가 더 유리합니다. 기둥이 16개일 때보다 20개일 때 건물이 더 튼튼하고, 톱니바퀴가 28개일 때보다 32개일 때 분쇄 효율이 좋습니다. 발치 교정을 받았거나, 개방교합·과개교

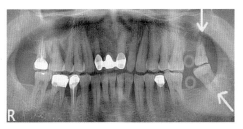

그림 5
60년 이상 일하는 사랑니 두 개(화살표)가 있는 80세 환자

합·비대칭 등의 부정교합이 있는 상태에도 불구하고 사랑니가 바르게 나왔다면 양치질을 잘해서 최대한 보존하려고 노력하시기 바랍니다.

사랑니 발치는 질병이 시작되었음을 알려준다

사랑니가 바르게 나오고 나머지 치아들의 배열도 어느 정도 바르다면 치아 문제로 고생할 가능성이 낮습니다. 그러나 좋은 치아를 가지고 있지만 건강에 대한 자만으로 구강위생은 소홀히 하고 술, 담배 등을 즐기면서 받은 복을 차버리는 사람들이 있는가 하면 사랑니 없이 28개의 치아만으로 60대까지 치아 건강을 유지하는 사람들도 있습니다. 이처럼 혼재된 상황 때문에 사랑니의 가치를 제대로 인식하지 못합니다.

최근의 치아 교정은 턱을 작게 하고 입을 뒤로 넣기 위해 치아들을 뒤로 보내는 데 주력하기 때문에 사랑니를 걸림돌 혹은 장애물로 여깁니다. 또 사랑니가 나오면서 앞에 있는 치아들을 밀어 가지런한 배열을 망칠 수 있다고 생각해 사랑니를 반드시 뽑으라고 합니다. 필자 역시 치과대학에서 이런 교육을 받은 터라 과거에는 사랑니를 열심히 뽑았습니다. 지금은 크게 후회하고 있습니다.

치의학은 충치를 가만두지 않기 때문에 사랑니에 작은 점이라도 있으면 뽑으라고 합니다. 그러나 바르게 나온 사랑니의 씹는면 충치는 문제를 일으키지 않으며 구강위생을 소홀히 해서 아주 많이 썩은 경우에나 약간의 통증을 일으킬 뿐입니다. 그러면 그때 가서 뽑으면 되고 상황에 따라 신경 치료를 해서 살릴 수도 있습니다.

사랑니 주변의 잇몸이 부으면 사랑니를 범죄자 취급하며 뽑아버리지만 범인은 작아진 턱일 뿐 사랑니는 아무 죄가 없습니다. 사람들은 사랑니를 잘 뽑는 치과의사를 명의라고 칭찬합니다. 필자 역시 한때 사랑니를 뽑으면서 자만하던 때가 있었습니다. 깊숙이 매복된 사랑니를 빠르고 아프지 않게 뽑는 치과의사가 명의인 것은 분명합니다. 특히 위험한 사랑니 발치를 전 세계에서 가장 저렴한 비용을 받고 최고로 빠르게 빼는 한국의 실력 있는 치과의사들에게 감사해야 합니다.

하지만 사랑니가 없거나 사랑니가 삐뚤게 있는 입안은 완벽한 치아 건강과는 거리가 있습니다. 사랑니는 보통 20대 전후에 나옵니다. 그 이유가 무엇일까요? 근골격이 굳어진 성인이 되어 단단하고 질긴 것을 먹을 때 맨 뒤에 있는 사랑니로부터 도움을 받으라는 자연의 섭리입니다. 사랑니는 치과 용어로 제3대구치(3번 큰어금니)라고 부릅니다. 즉 정식적인 어금니라는 뜻입니다. 또 다른 이름은 '막니'입니다. 생김새도 엉성하고 나온 모양도 이상해서 그런 이름이 붙었을 수도 있고, 막일이나 거친 노동을 하는 데 적합하다는 의미일 수도 있습니다. 바르게 나온 사랑니를 쉽게 뽑았다는 이야기를 들을 때 필자는 무척 안타깝습니다. 왜냐하면 그것이야말로 치아 건강을 악화시키는 행위이기 때문입니다. 사랑니를 뽑고 치과 문을 나서는 순간부터 치아의 병은 시작됩니다.

　　사랑니 때문에 잇몸이 안 좋아졌다고 생각하는 사람들도 많습니다. 20~30대 중 사랑니 주변의 잇몸이 붓고 아프다면 사랑니가 삐뚤게 나와서 그런 경우가 대부분이고, 이미 전체적인 치아 배열이 이상적이지 않다는 의미입니다. 이런 상황에서는 사랑니를 뽑아도 사랑니 앞에 있는 어금니들은 시간이 지나면 잇몸병으로 고생합니다. 40~50대 환자 중 사랑니가 바르게 나온 경우가 종종 있는데 잇몸 문제로 치과에 가면 사랑니 때문에 음식물이 끼고 잇몸이 좋지 않으니 빼라고 합니다. 물론 빼야 할 상황이면 빼야 합니다. 그러나 사랑니가 바르게 나와서 제 기능을 하고 있다면 사랑니 덕분에 나머지 치아들이 이제까지 건강할 수 있었다는 사실을 알아야 합니다. 사랑니를 빨리 빼서 치아가 건강해진다면 사랑니를 모두 뽑은 사람들의 잇몸이 좋아야 하는데 40대 이후에도 여전히 사랑니 앞에 있는 어금니들은 뽑히고 임플란트로 대체됩니다. 그것은 유치 발치를 빨리 해야 영구치가 바르게 난다고 생각하지만 여전히 치아 교정 환자들이 넘쳐나는 것과 같습니다.

교합과 관련해서도 사랑니는 교합 간섭을 일으키기 때문에 무조건 빼야 한다고 주장하는 치과의사들도 있는데 절대적인 것은 아닙니다. 복잡한 교정 치료나 보철 치료를 할 때 사랑니가 있으면 치료할 때 도움을 주기도 합니다. 브릿지나 틀니를 만들 때 맨 뒤에 있는 사랑니를 이용하는 경우가 많고, 어금니가 많이 없을 때 사랑니를 통해 보철물의 크기나 높이를 결정할 수 있어 치과 치료가 편해지기도 합니다.

사랑니가 바르게 나와 있고 이를 최대한 보존하려고 노력한다면 사랑니가 없을 때보다 치아 수명이 10년은 늘어날 수 있다는 사실을 명심하시기 바랍니다. 인체에는 필요 없는 것이 하나도 없습니다. 사랑니는 사랑입니다.

사랑니를 뽑아주고 후회한 치과의사

Q.   20대 여성은 아래 왼쪽 사랑니가 불편했습니다. 회사 근처 치과에 갔더니 좀더 규모 있는 치과에 가서 뽑으라는 이야기를 듣고 집에서 아주 멀리 떨어진 작은 치과에 가서 뽑았습니다. 1년 뒤 다시 그 치과의사에게 나머지 세 개의 사랑니도 뽑았습니다. 어려운 사랑니를 뽑으며 우쭐했던 치과의사는 15년 후에 크게 후회했습니다.

A.   먼 거리에서 온 여성의 사랑니를 뽑아주고 후회한 치과의사는 필자입니다. 필자가 공중보건의로 근무하면서 완전히 묻혀 있던 아래 사랑니와 살짝 나와 있던 위 사랑니들도 뽑아주었습니다. 서울에 사는 여성이 멀리 있는 시골 보건소까지 와서 사랑니를 뽑은 이유는 제 아내이기 때문입니다. 이제 40대가 된 아내는 잇몸병으로 고생하고 있습니다. 치과대학에서 사랑니 발치에 대해서만 공부했을 뿐, 사랑니의 소중함에 대해서는 배우지 않았던 필자는 지금도 후회하고 있습니다.

제18장

잇몸 치료를 해도 치아는 빠진다

*

나는 주의 깊게 그를 뜯어보았다. 움푹 들어간 뺨, 튼튼한 턱, 튀어나
온 광대뼈, 잿빛 고수머리에다 눈동자가 밝고 예리했다. (중략) 이빨
도 32개 고스란히 다 있었고 술에 취하면 오르되브르부터 접시까지
깡그리 부숴 먹어버리지요.

─니코스 카잔차키스, 『그리스인 조르바』

잇몸 치료는 치석 등의 노폐물을 제거하여 잇몸(뼈)의 염
증을 가라앉히고 잇몸의 치유를 도와줍니다. 제거하려는 치석의
양이나 위치, 마취 여부 등에 따라 스케일링, 치근활택술, 치주소
파술, 치주 수술 등이 있습니다. 이 장에서는 잇몸 치료를 해도
왜 치아를 뺄 수밖에 없는지 알아보겠습니다.

잇몸병의 원인 ─노화

잇몸병은 잇몸뼈(치조골)가 줄어드는 현상입니다. 2014년

국민건강영양조사는 건강한 성인의 경우 평균 46세(남 43세, 여 49세)에 잇몸병이 악화되고, 이후 나이가 들면서 계속 악화된다고 발표했습니다. 보험공단의 통계에 따르면, 사람들이 병원을 찾는 이유 중 첫 번째가 감기이고 두 번째는 잇몸병입니다. 감기는 병원에 가지 않아도 푹 쉬면 낫습니다. 약을 먹든 그냥 쉬든 시간이 지나면 감기는 사라지고 몸은 회복됩니다. 그럼 잇몸병은 어떨까요? 30대 이하라면 잇몸 치료, 약물 복용 여부와 상관없이 어느 정도 회복될 수 있으나, 그 이후의 연령대는 사람마다 속도만 다를 뿐 계속 진행됩니다. 사람의 뼈는 평균 25세부터 소실되기 시작하고 잇몸뼈 역시 이때부터 줄어듭니다. 잇몸병은 기본적으로 노화 현상입니다. 나이 드는 것을 약으로 막을 수 있을까요? 잇몸약은 노화 현상을 막을 수 없습니다. 그리고 현재의 잇몸약이 치료제가 아니라 영양제라는 사실은 이미 밝혀졌습니다.

필자 역시 나이 들면서 잇몸이 안 좋아지고 있기 때문에 아픈 잇몸 치료보다 약물로 잇몸 문제가 해결되었으면 좋겠습니다. 매일 침과 피를 뒤집어쓰며 스케일링 같은 잇몸 치료를 하는 것보다 처방전만 발급한다면 얼마나 편할까요? 그러나 아직까지 그런 약물은 없습니다. 그래서 무섭지만 치과에 가서 스케일링, 잇몸 수술과 같은 잇몸 치료를 받습니다. 하지만 치과의 잇몸 치료 역시 노화를 막을 수는 없기 때문에 나빠지는 잇몸을 좋게 하는 데에는 한계가 있습니다. 물론 노화만이 잇몸병의 원인은 아닙니다. 2010년 이후 20~30대에서 잇몸병이 급증했다는, 질병 관리본부 등 여러 기관에서 발표한 통계가 말해주듯이 노화가 진행되지 않은 젊은이들도 잇몸병을 앓고 있습니다. 그 이유가 무엇일까요?

잇몸병의 원인 - 구조적 결함

모두들 늙어가지만 어떤 사람은 건강하고 어떤 사람은 병약합니다. 마찬가지로 어떤 사람은 중년에도 잇몸뼈가 튼튼하지만, 어떤 사람은 20대부터 잇몸뼈가 줄어들어 젊은 나이에도 치과를 다닙니다. 이런 차이가 생기는 가장 큰 원인은 구조적 결함 때문입니다. 잇몸병으로 고생하는 사람들을 보면 대체로 치아와 턱의 구조적인 결함이 있습니다. 치아들이 바른 위치에 있지 않고, 처음부터 없거나 뽑은 경우, 과개교합·개방교합·비대칭·무턱·주걱턱 등의 구조적 결함이 있을 경우 빠르면 20대, 늦어도 30대부터 잇몸병의 증상을 경험합니다.

이러한 결함은 저작력이 전체 치아에 골고루 분배되는 것을 방해하고, 저작근의 긴장을 유발하며, 수면 중 이갈이, 이 악물기, 입 벌리기 등이 동반되어 잇몸뼈를 파괴합니다. 이런 결함을 교정 치료를 통해 고쳐주는 것이 근본적인 치료입니다. 그러나 이미 잇몸이 많이 안 좋아진 상태에서 치과에 오기 때문에 치아를 움직이는 교정 치료는 위험하고 사회 활동에도 지장을 줄

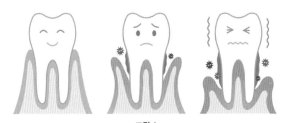

그림 1
잇몸뼈가 줄어들면 치아와 잇몸뼈 사이가 벌어지면서 치석이 쌓입니다.

수 있으므로 교정 치료가 1차적인 치료법이 되기는 어렵습니다. 따라서 구조적 결함을 완전히 해결하지 못한 채 치석을 제거하는 스케일링 등의 잇몸 치료를 반복적으로 받으면서 증상만 완화시키다가 결국 치아를 뽑게 됩니다.(그림 1)

잇몸약 광고는 늘 접하지만 충치약 광고는 본 적이 없습니다. 왜냐하면 충치는 해결하기가 쉽기 때문입니다. 식생활을 개선하면 충분히 예방되고, 씹는면 충치는 방치해도 큰 문제가 생기지 않습니다. 사이 충치를 비롯해 심한 충치들이 여러 개 있어도 갈고 때우고 씌우면 해결됩니다. 이처럼 충치는 쉽게 치료되기 때문에 충치약은 판매되지 않습니다. 반면 잇몸병은 그 원인을 치석이라 생각하여 치석을 제거해도 구조적 결함은 남아 있기 때문에 잇몸은 나아지지 않습니다. 그래서 치과를 다녀도 치아를 빼야 할 상황에 처한 환자는 어떻게든 발치를 피하고 싶어 약국에 갑니다. 이런 이유로 잇몸약이 팔리는 것입니다. 하지만 잇몸

제4부 • 치아의 한계

약도 구조적 결함을 고칠 수 없기 때문에 환자는 결국 치과에 와서 치아를 뽑게 됩니다.

누가 틀니를 하는가?

멀쩡했던 치아에 금이 가거나 외상 등의 사고로 치아를 빼기도 하지만 발치의 가장 흔한 예는 신경 치료를 받고 크라운으로 씌운 치아에 다시 염증이 생겼을 때와 치아 주변의 잇몸뼈가 줄어들었을 때입니다. 치아가 빠지면 가급적 빨리 치아를 해 넣어야 하는데 이를 방치할 경우 다른 치아들이 무너집니다. 아무리 열심히 스케일링 등 잇몸 치료를 받아도 없는 치아를 복구하지 않으면 다른 치아들에 과부하가 걸리기 때문입니다. 브릿지나 임플란트로 즉시 복구해도 나이가 들면서 잇몸뼈는 약해집니다. 그 속도는 사람마다 다릅니다. 보철물이 나쁘거나, 구강위생 및 식생활이 좋지 않거나, 술·담배를 한다면 더 빨리 망가집니다. 이런 조건들과 경제적 여건, 여러 전신 질환의 문제가 합쳐져 잇몸이 빠르게 나빠지는 사람들이 틀니를 하게 됩니다.

이런 과정에서도 가장 중요한 요인은 구조적 결함입니다. 구조적 결함이 있는 사람들은 브릿지를 해도 몇 년이 지나면 씌운 치아가 망가져서 뽑고 다시 브릿지를 하거나 틀니를 하게 됩니다. 틀니를 해도 틀니를 잡아주는 치아가 흔들려서 뽑고 다시 틀니를 새로 맞춥니다. 구조적 결함은 어릴 때부터 나이 들어서

174

치과의사도 모르는 진짜 치과 이야기

까지 우리의 치아를 괴롭힙니다.

　그럼 구조적 결함이 있는 사람은 무조건 치아가 빠르게 나빠져서 틀니나 임플란트를 하게 될까요? 꼭 그런 것만은 아닙니다.

잇몸병의 원인 – 구강위생, 스트레스, 체질

　구조적 결함이 치아 건강을 좌우하는 가장 중요한 요인이라면 우리 몸은 기계와 다를 바 없습니다. 우리는 서로 다른 체질을 가진 생명체이기 때문에 결함들을 극복하면서 살아갑니다. 대체로 구조적 결함이 있는 사람들은 40대부터 치아가 빠지는 경험을 하는데, 구조적 결함이 있지만 60대가 되어도 28~32개의 치아가 있는 사람들도 드물게 있습니다. 이런 분들은 술·담배·가공식품을 멀리하고 양치질도 열심히 합니다. 특별한 비법이 있는 게 아닙니다.

　세균보다 구조가 중요하다고 했지만 구조적 결함을 개선할 수 없다면 입안을 청결하게 하는 것만으로도 치아의 수명을 어느 정도 늘릴 수 있습니다. 왜냐하면 우리 몸은 작은 습관에도 잘 반응하기 때문입니다. 칫솔 외에도 치간 칫솔, 치실, 구강 세정기 등 보조 기구를 사용하면서 입안을 청결하게 하는 습관을 갖기 바랍니다. 치과의 과잉 진료는 주로 치아를 갈고 때우는 충치 치료에서 일어납니다. 많이 받으면 비용도 올라갑니다. 반면 잇몸 치료는 보험 적용을 받기 때문에 여러 번 받아도 큰 부담이 되지 않고 치아 삭제 등의 되돌릴 수 없는 상태를 만들지도 않습니다. 그래서 필자 역시 다른 치과의사들과 마찬가지로 치석을 제거하는 스케일링이나 치근활택술 등의 잇몸 치료는 권합니다.

정신적·육체적 스트레스도 잇몸 건강에 큰 영향을 미칩니다. 많은 사람들이 잠을 못 자거나 심한 육체적 피로 또는 정신적 괴로움을 겪으면서 잇몸뼈가 무너지고 치아들이 빠지는 경험을 합니다. 이 역시 노화와 마찬가지로 치과의사가 조절할 수 있는 부분이 아닙니다.

마지막으로 체질적인 면이 잇몸병에 큰 변수가 됩니다. 구조적 결함이 있어도 구강위생과 더불어 부모로부터 단단한 치아와 잇몸뼈를 물려받은 체질이라면 잇몸병을 늦출 수 있습니다. 그렇다면 이런 체질은 어떻게 얻을 수 있을까요? 오직 유전을 통해서 물려받는 걸까요? 이 내용은 제25장에서 다루기로 하고, 다음에는 이 책에서 줄기차게 언급한 구조적 결함을 고쳐야 하는 교정 치료가 오히려 부작용을 일으킬 수 있다는 점에 대해 살펴보겠습니다.

평생 치과에 다녔지만 틀니를 하다

Q.   사각턱 얼굴에 과개교합을 갖고 있던 청년은 20대부터 치과에 다녔습니다. 담배를 피우고 술도 가끔 마시는 청년이었습니다. 30대가 되자 앞니 사이가 벌어졌고, 일본에서 앞니들을 갈아서 씌웠습니다. 이후에도 해외 출장을 자주 다녔고, 탄산음료도 많이 마셨습니다. 치과를 자주 다녔던 이분은 어떻게 되었을까요?

A.   평생 치과를 다닌 이분은 50대가 되어 틀니를 착용하게 됩니다. 그분은 바로 필자의 아버지입니다. 40대가 되면서 치아를 하나씩 빼기 시작했고, 50대에 술과 담배를 끊었지만 틀니를 끼게 되었습니다. 과개교합이라는 나쁜 구조, 술·담배·탄산음료 섭취, 스트레스로 인해 아버지의 치아는 좋지 않았습니다. 그 와중에 벌어진 앞니를 인위적으로 씌우다 보니 더 악화되었습니다. 틀니는 불편해서 빼놓을 때가 많았습니다. 선천적으로 약한 잇몸, 좋지 못한 생활 습관, 부적절한 치과 치료가 합쳐져서 평생 치과를 다니셨지만 틀니를 착용하게 되었습니다. 필자가 치과의사가 되기 전에 아버지는 돌아가셨습니다.

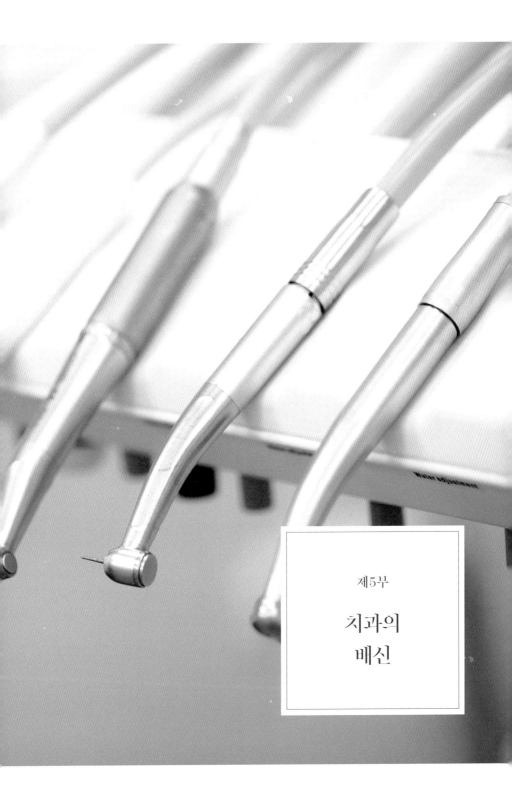

제5부

치과의
배신

제19장

무턱, 돌출입, 주걱턱은 모두 눌린 얼굴

*

눈과 코가 중심이 되는 중정(중안모)은 주로 그 사람의 결단력이나
실천력 등을 판단하는 자리입니다. 따라서 이 부위가 발달한 사람은
매사 적극적입니다. (중략) 넉넉한 턱을 가진 사람은 남에게 많은 것
을 베풀고 존경받을 만한 일을 많이 하기 때문에 말년의 운이 상당히
좋다는 것을 객관적으로 알 수 있습니다.

—이기선 글, 김태선 그림, 『얼굴이 뭐라구?』

무턱, 돌출입, 주걱턱 그리고 치아 건강

제3부에서 턱이 작아져서 치아의 배열이 불규칙해지고,
위턱과 아래턱이 잘못 만나는 양상(과개교합, 개방교합, 비대칭)에
대해 설명했습니다. 치과의사가 아닌 일반인들이 앞니가 삐뚠 것
외에 여러 구조적 결함을 파악하고 해석하기란 어렵습니다. 대신
사람들은 무턱, 돌출입, 주걱턱 등의 외모는 바로 알아봅니다. 무
턱, 돌출입, 주걱턱 등 역시 구조적 결함의 양상이기 때문에 어릴
때부터 충치 치료를 받아도 치아는 계속 무너집니다. 그 예로 그

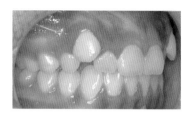

그림 1-A
무턱(10대)

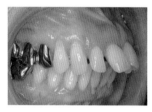

그림 1-B
무턱 돌출입(50대)

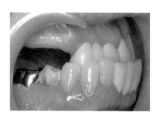

그림 1-C
주걱턱(60대)

림 1-B와 1-C의 중년 환자들은 20대부터 때우고 씌우기를 반복했지만 결국 여러 개의 치아를 빼게 되었습니다. 이렇게 치아 건강과 직결되는 무턱, 돌출입, 주걱턱의 발생 역시 턱의 축소 현상과 관련 있는데 이 사실을 간과한 채 외모에만 집중하여 교정 치료나 성형 수술을 받으면 치아 건강이 악화될 수 있습니다.

그림 1의 사진들은 서로 전혀 다른 것처럼 보입니다. 이런 치아 배열을 고치기 위해 치과에 가면 충치 치료와 마찬가지로 치과마다 다른 진단과 치료 방법을 제시할 것입니다. 얼굴 사진

치과의사도 모르는 진짜 치과 이야기

없이 치아 사진만 보고 판단하는 것은 어렵지만 그림 1-A에서 송곳니가 덧니이므로 송곳니 뒤에 있는 작은어금니를 뽑으라는 치과의사도 있을 것입니다. 그림 1-B는 위턱이 돌출되었으니 위 작은어금니를 뽑는 발치 교정이나 위 치아들을 전체적으로 뒤로 미는 비발치 교정을 권할 것입니다. 그림 1-C는 치과 용어로 '반대교합crossbite'이라고 하는데 아래턱이 돌출된 주걱턱으로 진단하는 경우가 많습니다. 그래서 아래턱을 잘라 뒤로 미는 양악 수술을 권하기도 합니다. 정말 그림 1의 A, B는 치아를 뽑거나 위 치아들을 뒤로 보내야 할 정도로 위턱이 돌출된 것이 원인이고 그림 1-C는 아래턱을 뒤로 보내야 할 정도로 아래턱이 큰 게 문제일까요? 이 장에서는 무턱, 돌출입, 주걱턱 등의 얼굴 형태 역시 턱이 돌출된 것이 아니라 턱이 작아서 발생한다는 점을 설명하겠습니다. 이 의견을 뒷받침하기 위해 얼굴을 분석하는 간단한 방법을 소개하겠습니다.

잘생긴 얼굴은 어떤 얼굴일까?

불규칙한 치아 배열을 바르게 하는 것이 교정 치료의 1차 목적이지만, 요즘에는 얼굴 변화에 더 초점을 맞추고 있습니다. 교정 치료 후 교합이 잘 맞지 않아도 환자 입장에서 마음에 드는 얼굴로 바뀌면 교정 결과에 만족합니다. 그렇다면 바람직한 얼굴은 어떤 얼굴일까요? 문화적 차이, 시대적 유행, 개인적 취향 등의 이유 때문에 하나의 방법으로 잘생긴 얼굴을 판단하는 것은 어렵습니다. 그럼에도 불구하고 '잘생긴 얼굴'을 객관적으로 판단할 수 있는 간단한 방법을 소개하겠습니다.

미국의 치과의사 보비어Grant A. Bowbeer는 수천 명의 영화배우와 패션모델들의 얼굴을 분석하여 아름답고 잘생긴 얼굴이 갖는 특징을 파악하고, 얼굴을 평가하는 방법을 개발했습니다. 보비어 계측법은 다음과 같습니다.

- 얼굴 옆모습 사진을 준비합니다.
- 귓구멍 윗부분에서 눈 바로 아래의 튀어나온 뼈 부분까지 수평선을 긋습니다.
- 이 수평선에 대한 수직선을 콧등에서 내려 긋습니다.
- 이 수직선으로 위턱과 아래턱의 위치 관계를 파악합니다.

보비어는 수많은 사진 분석을 통해 잘생긴 얼굴은 윗입술의 3분의 1에서 2분의 1 정도가 수직선보다 '앞에' 위치하고, 아랫입술 아래의 가장 오목한 부분(턱주름)이 수직선 근처(±2mm)에 위치한다는 기준을 제시했습니다.

그림 2-A의 양악 돌출형 얼굴은 윗입술 2분의 1 이상이 수직선 앞에 위치하고, 턱주름이 수직선 근처에 있습니다. 그림 2-B의 무턱 얼굴은 윗입술의 일부만 수직선 앞에 있고, 턱주름

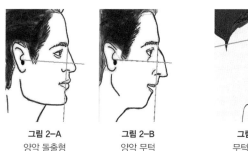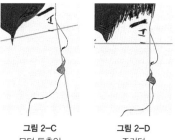

그림 2-A	그림 2-B	그림 2-C	그림 2-D
양악 돌출형	양악 무턱	무턱 돌출입	주걱턱

은 수직선보다 훨씬 뒤에 있습니다. 그림 2-C의 무턱 돌출입의 윗입술은 수직선보다 앞에 있지만 턱주름은 훨씬 뒤에 있습니다. 마지막으로 그림 2-D의 주걱턱 얼굴은 수직선보다 턱주름이 앞에 있기 때문에 아래턱이 큰 것으로 착각할 수 있으나 실제로는 코가 낮아서 수직선 자체가 너무 뒤에 위치한 상태입니다. 즉 코를 포함한 중안모가 함몰된 얼굴입니다.

그림 2에서 어떤 얼굴이 잘생긴 얼굴일까요? 윗입술과 턱주름이 모두 수직선보다 앞에 있는 첫 번째 얼굴입니다. 이 분석은 결국 양악(위턱과 아래턱)이 충분히 앞으로 성장한(돌출된) 얼굴일수록 잘생기고 아름답다는 것을 보여줍니다. 이렇게 '앞으로 성장한 얼굴forward face'은 기본적으로 치열궁이 넓어서 치아가 가지런하고 사랑니까지 바르게 나온 특징을 갖습니다. 위턱도 크고 아래턱도 크며 전체 치아의 배열이 가지런하기 때문에 구조적 결

함이 없어 치아가 건강합니다.

반면 그림 2의 무턱, 무턱 돌출입, 주걱턱 얼굴의 윗입술은 수직선보다 뒤에 있거나 살짝 걸치는 위치에 있는데 이는 위턱이 앞으로 충분히 성장하지 못했음을 뜻합니다. 서로 전혀 다른 얼굴로 보여도 중안모(위턱)가 앞으로 성장하지 못한 '눌린 얼굴'이라는 공통점이 있습니다. 차이는 위턱이 후퇴하고 아래턱도 후퇴하면 '(양악) 무턱 얼굴'이 되고, 위턱이 앞으로 성장하지 못하고 아래로 떨어지면서 아래턱도 후퇴하면 '무턱 돌출입 얼굴'이 되고, 위턱이 후퇴했지만 아래턱이 정상적으로 성장하면 '주걱턱 얼굴'로 보이는 것입니다. 대개 무턱, 돌출입, 주걱턱 얼굴 모두 위·아래 턱이 작고, 치열궁은 좁으며, 치아들이 불규칙합니다.

우리말의 '잘생기다'라는 단어를 영어로는 handsome(멋진), beautiful(아름다운), pretty(예쁜) 등으로 표현하는데 '잘 형성된well formed, 잘 발달된well developed'으로 직역할 수도 있습니다. 마찬가지로 '못생기다'는 '덜 생긴, 덜 발달된underdeveloped'으로 직역할 수 있습니다. 그렇다면 '잘생기다'는 무엇이 잘 형성form되고, 잘 발달develop된 것일까요? 바로 중안모와 아래턱입니다. 중안모와 아래턱이 '앞으로' 잘 발달되어 있으면 흔히 쓰는 표현인 '입체적' 얼굴로 보이고, '앞으로' 잘 발달되어 있지 않으면 '평면적' 얼굴로 보입니다.

제11장의 그림 4에서 현대인의 얼굴을 보면 턱은 작아졌지만 코는 높아졌습니다. 이런 모습은 실제로 코가 높아졌다기보다는 코를 제외한 광대뼈와 위턱이 후퇴하여 코가 높아 보이는 경우가 더 많습니다. 중안모는 코뼈를 포함하기 때문에 중안모가 잘 발달된 얼굴은 코가 적당히 높습니다. 그러나 코가 높다고 항상 잘 발달된 중안모를 의미하지는 않습니다. 매부리코(꺾인 코), 입이 오목하면서 지나치게 높거나 큰 코, 들창코 역시 중안모의 후퇴와 관련이 있습니다.(그림 3)

중안모는 코뼈, 위턱, 광대뼈로 이루어져 있어 광대뼈의 모양으로도 중안모가 잘 발달했는지 또는 퇴행되었는지 판단할 수 있습니다. 옆에서 보았을 때 광대뼈가 평평하거나 눌려 있다면 중안모가 잘 발달되지 않은 것입니다. 그림 3에서 평평한 광대뼈에 주목하기 바랍니다. 광대뼈가 적당히 돌출되었다면 중안

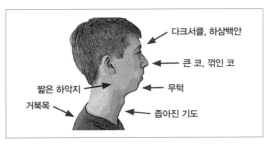

그림 3
눌린 얼굴, 갇힌 턱을 가진 현대인의 흔한 얼굴

모의 발달이 양호함을 의미합니다.

광대뼈는 눈 아래 위치해 눈을 받쳐주는 뼈라서 광대뼈가 앞으로 충분히 성장하지 못하고 아래로 처지면 눈의 모양도 변할 수 있습니다. 광대뼈를 포함한 중안모가 발달하지 못하면 동공 아래로 흰자위가 많이 보이는 하삼백안(下三白眼)이나 눈의 양끝이 아래로 처진 모양이 생기기도 합니다. 위턱과 아래턱의 뒷부분에 있는 정맥에서 혈액순환이 잘 안 되므로 눈 밑에 다크서클이 잘 생깁니다.

말하거나 웃을 때 잇몸이 많이 보이는 거미 스마일gummy smile이 있으면 돌출입으로 착각하기 쉽습니다. 의료인들도 위턱이 돌출되었다고 진단하여 치아를 뽑거나 뼈를 잘라 뒤로 밀어 넣습니다. 그러나 그림 4의 거미 스마일 얼굴에서 수직선보다 훨씬 뒤에 있는 위턱과 아래턱에서 확인할 수 있듯이 실제로는 위턱이 뒤로 밀리고 '아래로' 떨어진 상태입니다. 즉 위턱(중안모)과 아래턱이 앞으로 성장하지 못한 무턱입니다.

무턱 또는 무턱 돌출입은 위턱과 아래턱이 작고 후퇴한 얼굴입니다. 뼈의 크기가 작다 보니 아래턱의 살이 늘어지거나 주름이 잡히기도 합니다. 보통 나이, 비만 등을 이중턱의 원인으로 보지만 주된 원인은 작고 후퇴한 아래턱 때문입니다. 이중턱은 현대인의 모습에서 볼 수 있는 흔한 현상인데 리프팅 등 성형 시술이나 무의식적으로 고개 드는 자세를 통해 감춰지기도 합니다.

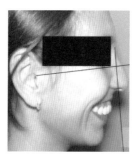

그림 4
거미 스마일, 위턱이 돌출된 것이 아니라 오히려 후퇴한 상태

    응급 환자에게 인공호흡을 할 때 고개를 뒤로 젖힌 후 산소를 불어넣거나, 달리기를 하면서 숨이 찰 때 고개를 뒤로 젖히는 행동은 모두 기도 확보를 통해 숨을 잘 쉬기 위한 행동들입니다. 중안모(위턱)가 후퇴하고 아래턱이 뒤로 밀리면 기도가 좁아집니다. 이렇게 되면 호흡이 원활하지 못하고, 이를 극복하기 위해 우리 몸은 무의식적으로 고개를 듭니다. 그리고 이런 자세가 고착됩니다. 고개를 들고 다니면 시선이 위로 향하는데 사람의 눈은 수평을 바라봐야 하기 때문에 몸은 어깨를 구부정하게 하고, 목을 앞으로 구부려 시선을 전방으로 향하게 합니다. 이것이 '거북목'이 만들어지는 과정입니다. 거북목 자세가 지속되고 근육이 긴장하면 뒷목이 볼록 솟아오르는 현상, 즉 버펄로 혹(노부인의 혹)이 생기기도 합니다.(그림 5)

    현대인들 중 대다수가 위턱을 포함한 중안모가 앞으로

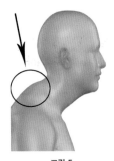

그림 5
버펄로 혹, 구부정한 어깨, 위·아래 턱 모두 작음

성장하지 못한 '눌린 얼굴'을 갖고 있습니다. 또 작아진 위턱 때문에 아래턱도 앞으로 성장하지 못한 '갇힌 턱 trapped jaw'인 경우가 흔합니다. 이렇게 축소되고 후퇴한 얼굴을 가진 사람들은 치아 및 전신 건강, 외모 면에서 만족스럽지 못한 경우가 많습니다. 그래서 이런저런 치료를 받게 됩니다. 퇴행된 얼굴은 작고 후퇴한 위턱(중안모)과 아래턱에서 비롯된 것인데, 치과의사나 의사들이 이를 파악하지 못하고 뒤로 밀어 넣기와 같은 잘못된 방향으로 치료하면서 치아·전신·외모에 심각한 손상을 주기도 합니다. 그 대표적인 예가 턱관절 장애입니다. 다음 장에서는 이를 유발할 수 있는 치과 치료에 대해 알아보겠습니다.

교정 치료 전 충치 검사

Q.   20대 후반의 청년은 턱 비대칭과 불규칙한 치아 배열을 고치기 위해 교정 치료를 받기로 결심했습니다. 유명한 치과에 가서 상담을 마치고 두 번째 내원했을 때 환자가 많아서 오래 기다렸습니다. 기다리는 중에 치과 원장은 직원에게 청년의 치아를 검사하라고 지시했습니다. 직원은 청년의 입안을 검사한 후 어금니에 충치가 여러 개 있으니 치료를 받으라고 권했지만 청년은 나중에 하겠다고 했습니다. 청년의 치아는 잘 있을까요?

A.   교정 치료 전에 충치 치료를 거부했던 청년은 바로 필자입니다. 충치 검사 후 15년이 지났어도 충치는 진행되지 않았습니다. 다만 40대가 되어 잇몸병으로 불편을 느낄 뿐입니다. 충치를 과잉 진단했다고 치과 종사자들을 비난하기보다는 우리 스스로 좀 더 관심을 가져야 합니다. 충치를 검사하는 치과의사와 직원들은 대부분 꼼꼼히 검사하여 모두 때우는 것을 옳다고 생각하기 때문입니다.

제20장

턱관절 스플린트가 턱을 아프게 한다

*

턱이 없는 것처럼 보이는 빈약한 턱의 사람은 주체성이 결여되어 있
고 의지도 약하여 아무 계획 없이 그때그때 되어가는 대로 하는 주의
다. —엄원섭, 『관상 보고 사람 아는 법』

현대에 턱관절 장애가 흔해진 이유

수백만 년 전의 인류는 앞으로 충분히 성장한 돌출된 턱을
갖고 있었지만 농업혁명을 거치면서 턱이 작아지기 시작했습니
다. 한국인은 코가 낮은 돌출입의 얼굴을 가졌으나 산업화 이후
턱이 빠른 속도로 작아졌습니다. 현대인들의 무턱, 돌출입, 주걱
턱은 서로 다르게 보여도 실제로는 위턱이 작은 공통점이 있습니
다. 이처럼 위턱이 작아지면서 후퇴하고, 아래턱도 뒤로 밀리거
나 비틀어지면서 턱관절 문제를 호소하는 환자들이 증가하고 있

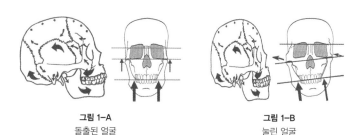

그림 1-A
돌출된 얼굴

그림 1-B
눌린 얼굴

중안모가 돌출된 얼굴에서는 두개골의 뒤틀림이 적은 반면,
중안모가 눌린 얼굴에서는 두개골이 뒤틀리면서 턱관절의 비대칭이 생기기 쉽다.

습니다.

두개골은 지그소jigsaw 퍼즐이나 축구공처럼 여러 개의 뼈들이 결합해서 만들어지고, 결합되는 부위에는 '봉합선suture'이라는 연골이 있습니다. 봉합선은 고정되지 않고 미세하게 움직이기 때문에 두개골 뼈들은 서로 연관되어 움직이고 두개골은 변할 수 있습니다. 만약 중안모가 눌리게 되면 위턱과 아래턱이 뒤로 밀리면서 뒤틀리고, 귀를 둘러싼 측두골을 비롯하여 두개골도 찌그러집니다. 이때 턱관절은 비대칭이 되며 불안한 상태가 됩니다.(그림 1) 이런 이유로 현대인들 중에는 사소한 변화에도 턱의 불편을 느끼는 사람들이 많습니다.

턱관절이란?

입은 열리고 닫히는 문과 같습니다. 그렇다면 위턱은 문

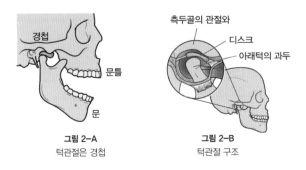

그림 2-A	그림 2-B
턱관절은 경첩	턱관절 구조

틀, 아래턱은 문, 턱관절은 경첩으로 비유할 수 있고 턱관절 장애는 경첩이 고장 난 것이라 할 수 있습니다.(그림 2-A) 그럼 이제 경첩에 비유되는 턱관절을 해부학적으로 살펴보겠습니다. 턱관절(측두하악관절)은 귀 주변의 뼈인 측두골과 아래턱(하악)이 만나서 만들어지는 관절입니다. 측두골의 오목한 부위인 '관절와'에 아래턱의 볼록한 부위인 '과두'가 끼워집니다. 그 사이에는 '디스크(관절원판, 물렁뼈)'가 있습니다. 디스크 주변에는 다양한 근육, 신경, 혈관, 인대들이 있습니다.(그림 2-B)

정상 턱관절 vs 아픈 턱관절

입을 벌리면 과두가 앞으로 움직이면서 디스크(흰색)도 함께 따라가고, 입을 다물면 과두와 디스크가 함께 원위치로 돌아옵니다. 그림 3처럼 디스크는 과두 위에 있으면서 함께 이동하는 것이 턱관절의 정상적인 움직임입니다.

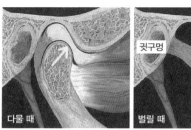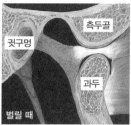

그림 3
정상 턱관절. 입을 다물 때나 벌릴 때나 항상 디스크가 과두 위에 위치함

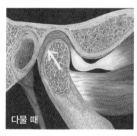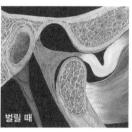

그림 4
아픈 턱관절. 입을 다물 때나 벌릴 때 과두가 디스크보다 뒤에 위치함

턱관절 장애의 증상은 턱관절의 소리, 통증, 얼굴 근육의 긴장 등입니다. 턱관절 장애를 온갖 병명으로 복잡하게 분류하고 진단하지만 가장 흔한 특징은 어떤 원인에 의해 아래턱이 '뒤로' 밀려서 디스크가 과두 위에 있지 못한 상태입니다. 즉 과두가 뒤로 밀리고 디스크는 앞으로 빠져서 입을 벌리거나 다물 때 턱관절에서 소리나 통증이 생기는 것입니다.(그림 4)

스플린트란?

턱관절이나 근육이 아플 때 치과에서는 보통 약물 치료나 물리 치료를 먼저 합니다. 치과 치료가 아니어도 근육을 이완시키고 몸을 유연하게 하며 자세를 바르게 하는 운동을 꾸준히 하면 상태가 나아질 수 있습니다. 그러나 기본 치료와 운동을 해도 증상이 호전되지 않으면 치과에서는 스플린트(교합 안정 장치)라는 플라스틱 장치를 입안에 착용하라고 권합니다. 스플린트splint는 '부목'이라는 뜻으로 팔다리가 부러졌을 때 단단히 고정시키는 기다란 막대기나 금속 등을 말합니다. 치과에서는 턱관절에 문제가 생겼을 때 불안정한 턱관절과 긴장한 저작근을 안정시킬 목적으로 사용됩니다. 대표적인 두 가지 턱관절 스플린트에 대해 살펴보겠습니다.

대표적인 스플린트 두 가지

턱관절 치료를 위해 입안에 물고 있는 장치는 모두 스플린트라고 할 수 있습니다. 종류가 매우 다양하고 이름이 같은 스플린트라도 그걸 만드는 치과의사에 따라 형태가 조금씩 다릅니다. 치과의사는 스플린트를 만들기 위해 다양한 방법을 동원하여 턱관절이 편안한 아래턱의 위치를 찾습니다. 그런 위치를 표현하는 치과 용어 중 하나가 CR입니다. CR은 Centric Relation의 약자이며 우리말로는 '중심위'라고 합니다. CR은 아래턱의 과두가 관

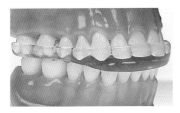
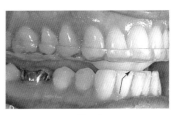

그림 5-A	그림 5-B
위턱에 장착된 CRS 장치(앞부분이 두꺼움)	턱을 앞으로 나오도록 유도하는 APS 장치

절와의 전상방을 향하고 있습니다.(그림 3의 노란색 화살표) 이해
하기 어렵다면 환자의 아래턱이 가장 편안한 위치가 CR이라고
생각하면 됩니다. CR에 맞춰 제작된 스플린트를 '중심위 스플린
트 장치Centric Relation Splint, CRS'라고 합니다.(그림 5-A)

　정상적인 턱관절 상태에서는 디스크가 아래턱 과두 위에
있어야 하는데,(그림 3) 턱관절 장애에서는 아래턱 과두가 뒤로
밀리고, 디스크는 앞으로 빠진 상태가 됩니다.(그림 4) 이런 상태
에서 CRS 장치를 착용해서 좋아진다면 다행이지만 불행히도 턱
관절의 상태가 호전되지 않으면 인위적으로 아래턱을 앞으로 이
동시켜 아래턱 과두 위로 디스크가 올라타도록 유도하는 장치를
권합니다. 이렇게 아래턱을 앞으로 유도하는 장치를 '전방위 스
플린트 장치Anterior Positioning Splint, APS'라고 합니다.(그림 5-B)

　해외는 물론 국내의 대학병원을 비롯한 많은 치과에서 수
십 년 동안 CRS, APS를 비롯한 다양한 스플린트 장치를 사용해

왔습니다. 그런데 어떤 환자들은 좋아지지만 어떤 환자들에게는 효과가 없거나 부작용이 생깁니다. 그 이유는 무엇일까요?

CR 스플린트는 아래턱을 뒤로 억압할 수 있다

턱관절이 아픈 환자들은 아래턱을 어디에 위치시켜야 할지 헷갈려 합니다. 얼굴의 근육도 긴장된 상태입니다. 그래서 치과의사들은 아래턱의 가장 이상적인 위치(CR)를 찾아서 그 위치에 턱이 머물도록 하는 스플린트 장치를 끼웁니다. 치과의사들은 CR의 위치를 찾기 위해 다양한 방법들을 개발했지만 그 목표는 동일합니다. 바로 아래턱 과두를 관절와의 '전상방(그림 3의 노란색 화살표)'으로 향하도록 하는 것입니다. 이를 위해 치과의사는 그림 6처럼 환자의 몸을 뒤로 기울인 상태에서 두 손 또는 한 손을 사용하여 아래턱을 잡고 아래턱 과두를 관절와의 전상방으로 가도록 유도합니다. 이때 앞니로 특정 재료(그림 6의 분홍색, 파란색 재료)를 물게 합니다. 그리고 위 치아들과 아래 치아들의 위치 관계를 치과 재료를 통해 기록합니다. 이렇게 기록된 위치 관계에 맞춰 위·아래 치아 모형을 고정시킨 후 CRS 장치를 제작합니다. 그렇게 해서 만들어진 것이 그림 5-A의 장치입니다.

턱관절 문제가 없는 일반인이나 턱관절 질환이 심하지 않은 환자는 이런 방법으로 만들어진 CRS 장치가 도움을 줄 수 있습니다. 그러나 턱관절 질환이 진행된 환자에게 이런 행위를 통

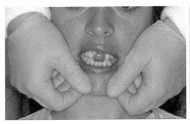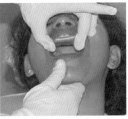

그림 6
이상적인 턱의 위치(CR)를 찾기 위한 다양한 조작법

해 CRS 장치를 만들어 입안에 장착시키면 상태가 더 악화될 수 있습니다. 귀의 통증, 이명, 두통, 호흡 곤란 등 다양한 증상이 나타날 수 있습니다.

이런 부작용은 왜 생기는 걸까요? 턱관절 환자의 위턱과 아래턱은 대부분 이미 뒤로 밀려 있는데 CR의 위치를 찾겠다고 그림 6과 같은 조작을 하다 보면 아래턱이 더 뒤로 밀릴 수 있기 때문입니다. 좀 더 설명하면 첫째, 환자가 누운 자세에서는 중력에 의해 아래턱이 뒤로 밀릴 수 있습니다. 둘째, 앞니 쪽에 뭔가를 물게 하는 순간 아래턱이 뒤로 밀릴 수 있습니다. 셋째, 치과 의사의 수조작이 아래턱을 더 뒤로 밀 수 있습니다. 턱관절 환자의 턱관절 조직은 많이 헐거워진 상태여서 손의 움직임으로도 아래턱이 쉽게 뒤로 밀립니다. 이런 과정을 통해 만들어진 CRS의 모양은 그림 5-A처럼 앞부분이 두꺼워집니다. 이는 장치를 착용하기 전보다 아래턱이 더 뒤로 밀렸다는 것을 의미합니다. 물론 환자가 CRS에 적응하기도 합니다. 왜냐하면 장치의 어금니 부분 두께가 상당히 두꺼워서 버텨주거나, 치과의사가 CR 위치를 잡는 과정에서 아래턱을 그나마 뒤로 덜 밀었기 때문입니다.

스플린트 착용 후 교합이 변할 수 있다

CRS를 착용해도 아프거나, 착용했을 때만 좋고 장치를 빼면 턱관절에서 소리가 나는 등 증상이 심해지는 경우라면 이미 디스크가 바른 위치에 있지 못한 상태이기 때문에 아래턱을 앞으로 빼주는 APS를 권하기도 합니다. CRS나 APS 장치를 착용한 후 입안에서 장치를 뺐을 때 교합이 바뀌는 경우가 많습니다. 그러한 양상은 크게 두 가지로 나뉩니다. 위·아래 앞니들이 서로 만나지 못하는 '전치부 개방교합'과 위·아래 어금니들이 서로 만나지 못하는 '구치부 개방교합'입니다. 발생하는 개방교합의 양상은 얼굴형, 교합 관계, 사용한 스플린트 등의 조건에 따라 다릅니다. 결론부터 말하면 전치부 개방교합은 부작용이고, 구치부 개방교합은 좋은 조짐입니다.

이상적인 턱의 위치(CR)를 찾는 과정에서 치과의사가 아래턱을 이상적인 위치보다 뒤로 밀고 이 위치에 맞춰 제작된 CRS를 환자가 착용하면 측두골의 변형, 턱관절 인대의 늘어남, 근육의 긴장, 과두의 흡수와 함께 아래턱은 뒤로 더 밀리면서 위·아래 뒤쪽 어금니만 닿고 위·아래 앞니 사이가 뜨는 '전치부

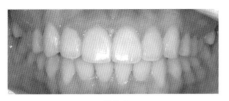
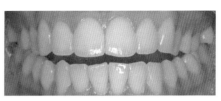

그림 7-A	그림 7-B
CRS 착용 전	착용 후 전치부 개방교합 발생(앞니가 안 닿음)

개방교합'이 생길 수 있습니다.(그림 7) 따라서 CRS 착용 후 턱관절을 비롯한 다른 부위가 불편하다면 억지로 착용하지 마시기 바랍니다.

턱관절 환자의 아래턱을 뒤로 밀지 않고 적당한 위치에 맞춘 후 제작된 CRS를 착용하거나 APS와 같이 아래턱을 앞으로 미는 장치를 착용하면 아래턱이 무의식적으로 앞으로 나오는 경우가 있습니다. 이때 위·아래 어금니 사이가 뜨는 '구치부 개방교합'이 생깁니다.(그림 8) 앞니만 닿고 위·아래 어금니는 서로 만나지 못하는 상태입니다. 이런 상태를 환자나 치과의사는 부작용으로 간주하여 아래턱이 앞으로 나와 주걱턱이 되었다고 절망하거나, 치료가 불가능하다고 생각하기도 합니다. 그러나 구치부 개방교합은 매우 좋은 현상입니다. 그동안 뒤로 밀려 있던 아래턱이 앞으로 나오면서 턱관절이 편해진 상태이기 때문입니다.

여러분이 만약 스플린트를 착용하게 된다면 전치부 개방교합이나 구치부 개방교합 등 교합의 변화가 생길 수 있음을 예

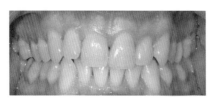

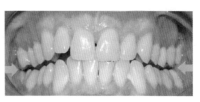

그림 8-A
APS 착용 전

그림 8-B
착용 후 구치부 개방교합 발생(어금니가 안 닿음)

상하고 교합의 변화를 교정 치료 등으로 해결할 수 있는지 담당 치과의사에게 꼭 문의하시기 바랍니다. 후속 문제에 대한 대책이 없다면 스플린트 착용 전보다 더 불편해지고 치료가 어려워질 수 있기 때문입니다.

 턱이 뒤로 밀리고 틀어진 만큼 목, 어깨, 허리, 골반, 발바닥 등이 조금씩 틀어지고 자세가 변화한 상태에서도 몸은 적응하여 살아갑니다. 이런 이유로 몸의 자세가 나빠서 턱관절이 아플 때도 있습니다. 이때는 스플린트 등의 치과 치료가 아니라, 자세를 개선시키는 운동이나 생활 습관 개선만으로도 턱관절의 불편이 해소되기도 합니다. 그러나 이런 자연스러운 치유를 가로막는 치과 행위가 있으니 바로 치아를 갈거나 치아를 뽑는 것입니다.

제21장

교합 조정은 만병통치약이 아니다

*

진정한 명의는 병이 잘 걸리지 않도록 개개인의 몸의 특성에 맞게 건강하게 살 수 있는 방법을 알려주는 사람이다. 그러나 그 의사는 부자가 되는 것을 포기해야 한다. 환자가 줄기 때문이다. 병에 안 걸려서 적게 오고 또 조급한 환자들의 욕심을 채워주지 못하기 때문에 환자들이 다른 곳으로 옮겨가기 때문이다. 그렇게 되면 좋은 의사로 인정받지 못하고 졸지에 실력 없는 의사가 되고 만다. 이것이 의료 현실의 아이러니이다. ─박정훈,『잘 먹고 잘 사는 법』

치과의사는 왜 존재하는가·1

치과에 가는 이유는 치아를 하얗게 하고(미백), 가지런하게 하는(교정) 등 심미적인 목적도 있지만 가장 흔한 것이 충치와 잇몸병 때문입니다. 이런 질병을 효율적으로 해결하기 위해 치의학은 좁은 입안을 다시 전문 과목으로 나누었습니다.

- 매년 유치원, 학교, 직장에서 구강 검진을 받는 이유는?(구강 진단과, 예방치과)

- 아이의 치아에 실란트, 불소를 바르고, 조금만 썩어도 SS크라운까지 하는 이유는?(소아치과)

- 작은 충치도 남김없이 제거해서 때우는 이유는? 이후에도 또 갈고 때우고를 반복하는 이유는? 그러다 치아 사이가 썩고 통증이 생겨 신경 치료를 받고 크라운으로 씌우는 이유는?(보존과)

- 사랑니 앞에 있는 어금니가 썩는다며 사랑니를 미리미리 뽑는 이유는?(구강외과)

- 매년 스케일링 등의 잇몸 치료를 열심히 받는 이유는? 그것도 부족해 잇몸약까지 챙겨 먹는 이유는?(치주과)

- 그러나 결국엔 치아가 빠져서 임플란트나 브릿지로 채우는 이유는?(보철과)

분과마다 하는 일이 다른 것 같아도 궁극의 목적은 하나입니다. 바로 치아가 빠지지 않도록 하는 것입니다. 건물에서 기둥(어금니)이 하나씩 부서지거나 지붕(앞니)이 조금씩 무너지면서 건물은 서서히 붕괴됩니다. 톱니 하나만 부러져도 톱니바퀴는 제대로 돌아가지 않습니다. 마찬가지로 치아 하나가 빠지면 저작 기능에 문제가 생깁니다. 건물이 오랫동안 잘 버티고, 톱니바퀴가 끊임없이 돌아가게 하는 것을 치과 용어로 '교합을 유지한다'고 표현합니다. 음식물을 잘 씹을 수 있도록 치아의 맞물림, 위턱과 아래턱의 맞물림을 유지하는 것입니다. 치과의사는 궁극적으로 교합을 유지하도록 도와주는 사람입니다. 모든 복잡하고 다양한 치과 치료는 치아가 빠지지 않고 제자리에 있게 함으로써 교합을 유지하도록 돕는 행위입니다. 그렇다면 많은 치과 치료들이 교합을 유지하는 데 유익했을까요?

충치 치료로 인한 턱관절 통증

요즘에는 어릴 때부터 치과에 다니면서 검진과 치료를 받는 것을 당연시합니다. 환자들은 치과의사의 조언에 따라 열심히 충치 치료를 받습니다. 하지만 이렇게 치료를 받다가 턱관절 증상이 생기는 경우가 증가하고 있습니다. 이런 사태가 발생하면 치과의사들은 환자의 증상 호소를 이해하지 못하고 대학병원 등에 가보라고 합니다. 그러나 턱관절 전문 병원에 가서 약물 치료, 물리 치료, 스플린트 치료 등을 받아도 좀처럼 증상이 호전되지 않습니다. 치과의사는 이런 환자가 다시 오지 않으면 괜찮아졌다고 생각하지만 환자는 고통 속에 여러 치과를 찾아다닙니다. 짧게는 몇 달, 길게는 몇 년 이상 치과들을 배회하며 치료를 시도합니다. 다양한 치료로 증상이 개선되기도 하지만 더 악화되어 통증 속에 평생을 살아가기도 합니다. 이런 현상이 생기는 이유는 치과의사들이 충치 치료와 턱관절 질환의 관계에 대해 관심이 없는 데다 서로 관련이 없다고 여기기 때문입니다. 그러나 치아 교합에 대한 기초 지식만으로도 충치 치료와 턱관절 질환 간에 관계가 있음을 알 수 있습니다.

어금니의 교합 지지 기능

24시간 동안 위·아래 치아는 계속 서로 만납니다. 밥을 먹을 때, 침을 삼킬 때, 잠을 잘 때 등 수천 번 접촉합니다. 이렇게 수십 년 동안 치아들이 접촉하다 보면 서서히 마모가 일어납니다. 또한 충치나 잇몸병 등으로 치아를 빼기도 합니다. 이런 이유로 어금니들의 높이가 조금씩 낮아집니다. 더불어 잇몸뼈와 턱관절 뼈(과두)도 천천히 녹아내립니다. 이런 입안의 변화와 함께 얼굴도 서서히 짧아집니다.(그림 1)

어금니는 음식물을 빻는 기능도 있지만, 앞쪽에 있는 앞니와 뒤쪽에 있는 턱관절을 보호하는 역할도 합니다. 만약 어금니가 빠지거나 마모·삭제되어 어금니의 높이가 낮아지면 위·아래

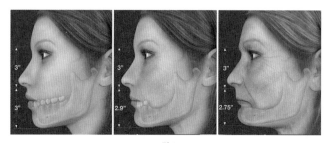

그림 1
노화에 따른 얼굴의 변화

치과의사도 모르는 진짜 치과 이야기

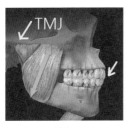

그림 2-A
어금니는 턱관절(TMJ)과
앞니를 보호합니다

그림 2-B
어금니의 교합 접촉점

앞니들이 부딪치면서 앞니가 썩거나 흔들리게 됩니다. 또는 저작근이 수축하면서 턱관절이 압박을 받기도 합니다. 이처럼 위·아래 어금니들이 높이를 유지하면서 앞니와 턱관절을 보호하는 기능을 어금니의 교합 지지support 기능이라고 합니다.(그림 2-A)

　　이러한 교합 지지 기능은 위·아래 어금니들이 만나는 접촉점을 통해 이루어집니다. 어금니들의 볼록한 부분(교두cusp)과 오목한 부분(와fossa)은 '점'처럼 작은 영역에서 만납니다. 이런 영역들을 '교합 접촉점'이라고 하며 작은어금니 하나에 2~3개, 큰어금니 하나에 3~5개의 접촉점이 있으면 정상입니다.(그림 2-B) 그러나 위·아래 어금니들의 맞물림이 엉성한 경우에는 접촉점의 수가 줄어듭니다. 중요한 조건은 위 어금니 하나와 아래 어금니 하나 사이에 단 한 개의 접촉점이라도 있어야 한다는 점입니다. 그래야 전체 어금니들이 근육의 저작력을 분담하고, 턱관절을 보호할 수 있습니다. 교합 접촉점을 확인하는 방법은 '교합지'라는 얇은 색종이(먹지)를 꽉 물게 하는 것입니다. 치과의사가 교합지를 물리고 "딱딱 씹어보세요, 꽉꽉 물어보세요" 하며 여러분에게 지시합니다. 이때 교합지의 잉크 성분이 치아가 접촉하는 부분에 찍히는데, 이렇게 찍힌 점이 교합 접촉점입니다.

충치 치료로 인한 턱관절 장애

제2부에서 금인레이 등 충치 치료의 문제점에 대해 설명했는데 그중 가장 중요한 문제점을 여기서 다루겠습니다. 결론부터 말씀드리면 금인레이 등으로 때우면서 치아의 씹는면 모양이 바뀔 경우 턱관절 통증을 비롯한 전신 통증이 생길 수 있다는 점입니다.

그림 3의 환자는 어렸을 때 어금니 여러 개를 아말감으로 때웠습니다. 30대 초에 구강 검진을 위해 치과에 갔다가 아말감을 금으로 교체할 것을 권유받고 아래 큰어금니에 금인레이를 부착했습니다. 그로부터 1년 뒤쯤 스케일링을 하러 또 다른 치과에 갔다가 위 큰어금니에도 금인레이와 레진을 부착했고, 사랑니도 레진으로 때웠습니다. 이후 입안의 어색함과 불편함을 느끼기 시작했고, 작은어금니들이 아파서 다시 치과에 갔습니다. 치과의사는 때운 부분을 조정(삭제)했습니다. 이후 얼굴의 좌우 모양이 바뀌고, 치아들이 불규칙해지면서 귀의 통증과 이명 증상까지 생겼

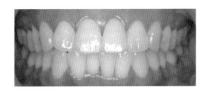

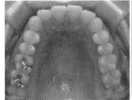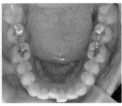

그림 3
교합지를 이용해 교합 접촉점을 확인했으나 큰어금니들에 접촉점이 보이지 않음

습니다. 여러 치과를 다니면서 교정을 고민하다가 필자의 치과에 왔습니다.

교합 접촉점을 확인해보니 그림 3처럼 큰어금니 부위에 교합점이 보이지 않았습니다. 즉 꽉 씹을 때 위·아래 앞니만 닿고, 위·아래 큰어금니들은 살짝 떠 있는 상태였습니다. 사랑니를 포함해 12개의 큰어금니를 금인레이와 레진으로 때우면서 큰어금니의 높이가 원래보다 그림 1처럼 '서서히'가 아니라 '갑자기' 낮아진 것입니다. 이런 상태를 '교합 지지의 상실'이라고 합니다. 건물의 기둥들이 전체적으로 갑자기 낮아진 것과 같습니다. 이처럼 어금니들의 높이가 줄어들면서 위·아래 앞니가 서로 닿게 되었습니다. 어금니의 높이가 낮아지면 앞니가 많이 닿기도 하지

그림 4-A
정상적인 교합 접촉점

그림 4-B
충치 치료 후 사라진 교합 접촉점

만, 꽉 씹다 보면 아래턱은 뒤로 밀리고 저작근이 긴장되면서 턱관절이 압박을 받습니다. 이렇게 되면 턱관절을 비롯한 얼굴 부위 등에 통증이 생깁니다.

그림 4-A처럼 정상적으로 교합 접촉점이 형성되어야 하지만, 어금니를 때우다 보면 그림 4-B처럼 교합 접촉점이 상실되기 쉽습니다. 이 환자의 경우 단 한 개의 큰어금니라도 충치 치료를 하지 않았거나, 위·아래 중 한쪽만 때웠다면 교합 접촉점이 살아 있었을 텐데, 사랑니를 포함하여 모든 큰어금니를 때우면서 교합 접촉점을 제대로 회복시켜주지 못했기 때문에 작은어금니, 앞니, 턱관절이 부담을 받으면서 통증을 느낀 것입니다.

이 환자는 가지런히 배열된 32개의 치아를 가지고 있습니다. 치아도 깨끗한 편이어서 충치가 아닌 잇몸 질환만 신경 쓰면 되는 상황이었습니다. 그러나 어렸을 때 씹는면을 아말감으로 때우고, 20~30대에 금과 레진으로 바꾸면서 전혀 예상치 못한 상태를 경험하게 된 것입니다. 어렸을 때 아말감으로 때우지 않았거나 아말감을 금으로 교체하지 않았다면 이런 고생은 하지 않았을 것입니다.

필자는 이 환자의 큰어금니 두 개에 있던 금인레이를 제거한 후 GI로 때우면서 교합 접촉점을 다시 만들어주었고 환자의 증상은 좋아졌습니다. 기존의 낮아진 금인레이와 레진을 모두 제거하고 새로 레진으로 때우면서 교합 접촉점을 살려주는 것이 좋으나, 환자가 만족해서 이 정도로 마무리했고 정기 검진차 3년 후 다시 만났을 때도 잘 지내고 있었습니다.

이 사례처럼 충치 치료 후 교합 접촉점이 변해서 턱관절 문제를 호소하는 환자들을 보면 많은 충치 치료를 시간 간격을 두고 받았거나 한꺼번에 많이 받았다는 공통점을 갖고 있습니다. 단순히 치아의 외형을 복구해주고 교합 접촉점을 회복해주면 좋아지기도 하지만 애초에 치아 배열이 좋지 않고, 턱의 비대칭 등이 심한 경우 교정 치료가 필요합니다. 그나마 다행인 것은 복잡한 교정 치료를 하지 않더라도 인체의 자가치유력 덕분에 교합 접촉점을 회복해주면 환자의 증상이 어느 정도 개선된다는 점입니다. 그러나 이런 희망마저도 저 멀리 날려버리는 행위가 있는데, 바로 '교합 조정'입니다.

교합 조정으로 인한 턱관절 장애

치아 및 턱의 만남을 편안하게 해서 치아·잇몸·턱관절의 문제를 없애기 위해 치과의사가 자연치아(생니)나 보철물을 조금씩 가는 것을 '교합 조정'이라고 합니다. 넓은 의미로 보면 치아를 갈아내는 충치 치료 자체가 교합 조정입니다. 금인레이, 레진 등의 충치 치료나 크라운, 틀니 등의 보철 치료를 할 때 한 번에 맞추기가 어려워서 치과의사는 수복물을 조정합니다. 수복물의 교합 조정은 당연히 해야 하는 일이고 조금만 주의하면 큰 문제를 일으키지 않습니다. 그러나 수복물의 외형·높이가 어금니의 원래 외형(높이)과 달라지는(보통 낮아지는) 경우가 있습니다. 앞의 환자가 그 예입니다. 이때 높이가 낮아진 수복물을 원래 높이로 복원시켜야 하는데, 오히려 낮아진 치아를 더 낮게 하거나 주변 치아를 삭제하는 경우가 있습니다. 이렇게 되면 앞의 환자보다 훨씬 더 심각한 증상을 야기할 수 있습니다.

40대 중반의 환자는 몇 년 전 스케일링을 받으러 치과에 갔습니다. 스케일링을 받으면서 아래 양쪽 큰어금니의 아말감 상태가 안 좋으니 금인레이로 교체하라고 권유받았습니다. 조언대로 아말감을 제거하고 금인레이로 교체했습니다. 그 후 치아가 시리고 불편해서 다시 치과에 갔습니다. 치과의사는 교합이 잘 맞지 않아서 치아가 시린 것이라며 교합 조정을 해주겠다고 한 뒤, 몇 개의 어금니를 약간씩 갈았습니다. 이후 환자는 훨씬 더 심한 고통을 느끼기 시작했습니다. 하지만 교합 조정을 해주었던 치과의사는 환자의 고통을 이해하지 못했고, 환자는 교합을 잘

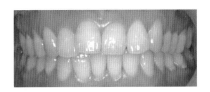

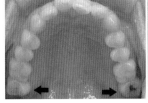
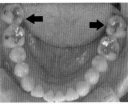

그림 5
충치 치료와 교합 조정을 받고 극심한 고통에 시달린 40대 환자

안다는 다른 치과의사를 찾아갔습니다. 그 치과의사가 스플린트를 제작해주었지만 통증은 여전했고, 그러자 제대로 교합 조정을 해야 한다고 말했습니다. 환자는 그 말을 믿고 다시 교합 조정을 받았습니다. 치과의사는 어금니들을 또 갈았고, 송곳니 유도(제12장에서 설명함)를 인위적으로 만들기 위해 위 송곳니에 레진을 부착했습니다. 그러나 환자의 증상은 더 악화되어, 결국 필자의 치과까지 오게 되었습니다.

이 환자는 약간 불규칙하고 안으로 경사진 위앞니, 말할 때 잇몸이 보이는 거미 스마일, 아래턱이 왼쪽으로 틀어지고 후퇴한 무턱의 얼굴을 가졌습니다. 이런 모습은 환자의 위턱과 아래턱이 퇴행한 상태로 처음부터 치아 교합과 턱관절이 불안정했음을 의미합니다. 환자의 입안과 치아는 깨끗하고 충치가 생기지 않는 체질로 보이기 때문에 어렸을 때 씹는면을 아말감으로 때우지 않았거나 40대에 아말감을 금으로 교체하지 않았다면 더 좋았을 것입니다. 하지만 금으로 바꾸면서 씹는면의 형태가 바뀌고, 어금니의 높이가 '갑자기' 변하면서 잠재해 있던 불안정이 드러났습니다. 시간을 두고 기다리거나 금인레이를 제거하고 다시 잘 때웠다면 회복될 수 있었지만, 수복물이 아닌 자연치아를 갈아버리면서 돌이킬 수 없는 상황에 이르고 말았습니다.

교합지로 검사해보니 위·아래 맨 뒤에 있는 큰어금니끼리만 닿고 있었습니다.(그림 5 화살표) 여기저기 갈아내는 과정에서 교합 접촉점이 사라진 것입니다. 필자는 갈아낸 교두 부분들과 미세한 부분들을 여러 차례 레진으로 때우고 수정했습니다. 이후 저작근의 불편과 통증, 불면증 등 환자의 증상이 개선되었습니다.

교합 조정 이후에 고통을 호소하는 환자들이 많습니다. 이 환자의 경우, 레진으로 때워서 증상이 개선된 것은 운이 좋았다고 할 수 있습니다. 대부분의 환자들이 치아가 불규칙하고, 입안에 수복물도 많으며, 교합 조정을 받은 치아의 수가 많아서 원래 형태로 복원하기가 어렵습니다. 이런 환자들은 레진으로 때우고 크라운을 교체하는 등의 작업으로 해결되지 않고, 교정 치료가 필요한 경우도 많습니다. 또 그런 치료로도 증상이 사라지지 않을 때도 있습니다. 따라서 충치 치료와 교합 조정을 받을 때 자연치아를 갈아내는 행위에 극도로 신중해야 합니다. 특히 턱관절 문제로 고생하는 환자들은 더더욱 조심해야 합니다. 오랫동안 턱 문제로 고생하는 환자들 중 많은 분이 교합 조정을 하면서 질병이 시작되었다고 말합니다. 턱관절 환자들은 턱 비대칭 등 위턱과 아래턱의 부조화가 심해서 자연치아를 갈면 구조적 불안정성이 폭발합니다.

교합 조정이 필요할 때

자연치아도 교합 조정이 필요할 때가 있습니다. '턱관절 환자가 아닌' 일반 치료를 받는 환자 중에서 자연치아를 교합 조정하기도 합니다. 예를 들어 잇몸이 너무 나빠져 치아가 흔들리거나 씹을 때마다 아플 때는 단기간이라도 버티도록 치아를 갈아줍니다. 또 치아가 지나치게 내려오거나 올라온 경우, 신경 치료를 받을 때 통증 감소 등의 목적으로 치아를 갈아줍니다. 잘 맞지 않는 금인레이나 크라운이 있는 한 개 치아에서 그 수복물을 갈아줍니다. 결론적으로 턱에 전혀 문제가 없고, 잇몸이 안 좋아서 통증이 심하거나, 치아가 정출된(솟구친) 경우에는 한두 개 치아에 국한하여 치아를 가는 것은 필요합니다. 그러나 전체적으로 자연치아를 갈아서 턱관절 문제를 해결하려는 시도는 대단히 위험하므로 이런 행위를 추천하는 치과의사는 피하시기 바랍니다.

교정 치료 후 청춘이 사라진 소녀

Q. 송곳니가 삐뚤어진 10대 소녀는 유명한 교정 전문 치과에서 위 작은어금니 두 개를 뽑고 교정 치료를 받았습니다. 이후 눈의 통증, 충치, 피부 질환 등으로 고생하며 여러 병원을 전전했습니다. 20대가 되면서 턱관절 증상도 심해져 다른 치과에 가서 교합 검사를 받은 후 아래 오른쪽 맨 뒤 어금니를 살짝 갈았습니다. 그러나 오히려 증상이 악화되었습니다.

A. 발치 교정 후 고통 속에 살아가는 소녀의 어금니를 삭제(교합 조정) 한 사람은 소녀의 삼촌이었습니다. 치과의사인 삼촌은 여러 병원을 전전하는 조카를 치료해주려고 어금니 한 개를 교합 조정했으나 결과는 참담했습니다. 발치 교정 후 아래턱이 뒤로 밀리고 맨 뒤 큰어금니만 주로 닿고 있는 상황에서 그 어금니마저도 갈아버려 턱이 더 불안정해진 것입니다. 턱관절이나 교합이 불편할 때 교합 조정을 먼저 떠올리는 치과의사들이 넘쳐나기 때문에 이런 일은 지금 이 순간에도 전 세계 치과에서 일어나고 있습니다.

치과의사도 모르는 진짜 치과 이야기

・ 제22장 ・

발치 교정은 교정이 아니라 성형

＊

거친 음식을 꼭꼭 씹어 먹을 수 있게 훈련되지 못한 요즘의 젊은 세대
는 부드럽게 가공되어 있는 음식을 좋아합니다. 때문에 턱관절이 발달
하지 못한 것을 볼 수 있습니다. 실제로 요즘 젊은이들은 위아래 턱이
잘 맞지 않습니다. 꼭꼭 씹어야 할 일들이 없어져서 그런지 위턱에 있
는 치아와 아래턱에 있는 치아가 잘 맞지 않게 성장하는 것입니다. 그
결과 부정교합이 생겨 치과에 가서 교정 치료를 받는 일이 많아지고
있습니다. 그런데 교정 치료는 정상적인 치아를 뽑아내고 치열을 맞추
다 보니 더욱 씹기 어려워지는 단점이 있습니다. 그래서 치열 교정을
몇 년씩 하다가 큰 병을 얻기도 합니다. ─신우섭, 『의사의 반란』

치과의사는 왜 존재하는가 · 2

앞에서 치과에서 이뤄지는 모든 치료의 목표는 치아가 빠
지지 않게 하는 것이고, 그것이 치과의사의 존재 이유라고 했습
니다. 여러분도 치아가 빠지지 않게 하려고 이 책을 읽고 있습니
다. 불규칙한 치아 배열, 위턱과 아래턱의 잘못된 만남을 개선하
는 교정 치료 역시 교합을 개선함으로써 치아들을 오래 유지하려
는 행위입니다. 이는 매우 상식적인 얘기입니다. 그러나 의도적
으로 또는 어쩔 수 없이 이런 상식에서 벗어난 치과 치료가 있으

니 바로 발치 교정입니다. 중년의 부모는 잇몸병으로 작은어금니를 뺀 후 어떻게 하면 임플란트를 저렴하게 할 수 있을까 고민하는데, 젊은 자녀는 멀쩡한 작은어금니 네 개를 뽑아서 교정을 받는 아이러니한 상황을 종종 접합니다. 사실 발치 교정만으로 얼굴이 바뀌고 인생이 바뀐 사람들은 많습니다. 그러나 반대로 치아가 황폐해지고 건강까지 잃어서 일상생활에 불편을 겪는 환자들도 많습니다. 치과의사들이 설명하는 교정 치료의 대표적인 부작용으로는 치아 뿌리의 짧아짐, 잇몸의 약화, 충치의 발생 등이 있지만 이런 것들은 어찌 보면 그리 심각한 문제가 아닙니다. 이 장에서는 흔히 언급되지 않는, 그러나 가장 기본적이면서도 심각한 부작용에 대해 살펴보겠습니다.

치아 개수의 중요성

여러분의 입안에는 몇 개의 치아가 있나요? 아마 28개를 넘는 사람은 많지 않을 것입니다. 필자 역시 20대에 사랑니 네 개를 빼서 28개가 있습니다. 발치 교정을 하면 보통 작은어금니 네 개와 사랑니 네 개를 뽑습니다. 그래서 24개 치아를 갖게 됩니다. "치아 개수가 24개면 어떻고, 28개면 어떤가?"라고 반문할 수 있습니다. 개인차가 있고, 20대까지는 별 탈 없이 지내지만 30대부터는 달라집니다. 치아 개수의 중요성을 보여주는 많은 자료 중 몇 가지만 인용하면 다음과 같습니다.

- 김치는 적어도 12개, 두부는 최소한 3개, 쌀밥은 4개, 삶은 달걀은 8개, 육류는 18개, 깍두기는 적어도 25개……. 해당 음식물을 제대로 씹기 위해 필요한 최소한의 잔존 치아 개수.(치의신보, 2008. 11)

- 치아를 모두 상실한 노인들은 치아를 몇 개라도 간직하고 있는 노인들에 비해 기억력과 걷기 등 인지, 신체 능력이 빠르게 쇠퇴한다.(코리아뉴스, 2014. 12)

- 치아가 없는 심혈관 질환 환자의 경우 사망 위험이 두 배 높다.(치의신보, 2016. 1)

- 자연치아가 빠진 남성은 만성 폐쇄성 폐질환(COPD)에 걸릴 위험이 4배 높다. 28개 자연치아가 모두 있는 남성에 비해 잔존 치아가 20개 이하인 남성은 COPD 발생 위험이 4.18배, 10개 이하인 남성은 4.74배 높았다.(한국일보, 2016. 3)

- 치아 수가 적을수록 암 발병 위험이 높다.(치의신보 2017. 1)

- 치아가 20개 이상 있는 노인에 비해 1~9개 있는 노인은 혈관성 치매 발생 위험이 81%, 10~19개 있는 노인은 62% 높았다.(치의신보 2017. 4)

- 폐경기 여성에서 치아 부족할수록 고혈압 위험도가 증가한다.(치의신보 2018. 12)

위 자료들은 치아의 개수가 많아야 잘 씹을 수 있고, 몸이 건강해진다는 것을 공통적으로 강조하고 있습니다. 치아 개수가 많은 이유, 즉 치아가 오랫동안 빠지지 않는 이유는 구강위생 관리를 잘했기 때문일 수도 있지만 가장 큰 이유는 구조적 결함이 적기 때문입니다. 구조적 결함이 적은 얼굴은 28~32개의 치아가 가지런히 배열되어 있고 위턱과 아래턱이 바르게 만나기 때문에 저작력이 고루 분배됩니다.

입안이 공장이면 치아는 근로자

입안을 음식물을 분쇄하는 공장으로 본다면 치아는 근로자로 비유할 수 있습니다. 공장은 근로자가 많을수록 잘 운영됩니다. 근로자가 32명인 공장이 24~28명인 공장보다 작업 효율이 좋습니다. 치아도 마찬가지입니다.

그림 1은 환자 세 명의 위쪽 치아 사진입니다. 첫 번째 60대 환자는 32개의 치아를 모두 가지고 있습니다. 착색이 있지만

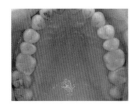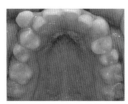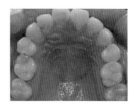

그림 1
60대(32개 치아) – 10대(28개 치아) – 20대(24개 치아)

치아 상태는 건강합니다. 두 번째 10대 환자는 28개 치아가 불규칙하게 배열되어 있습니다. 실란트 등의 예방 치료를 모두 받았지만 입 냄새와 치석 문제로 치과에 왔습니다. 세 번째 20대 환자는 발치 교정을 받아 24개의 치아만 있고 사이 충치가 많이 생겨서 주기적으로 치과에 오고 있습니다. 환자들의 식생활은 다르지만 양치질 횟수는 유사합니다. 그럼에도 60대 환자의 치아 건강이 나머지 두 명의 젊은 환자보다 더 좋습니다. 이런 차이는 기본적으로 치아 개수에서 비롯됩니다. 음식물을 먹을 때 치아는 얼굴 근육의 씹는 힘과 음식물의 단단함을 버텨내는 구조물입니다. 치아 개수가 많을수록, 즉 근로자의 수가 많을수록 근로자 한 명당 노동 강도가 줄어들기 때문에 입안이라는 공장은 오랫동안 운영됩니다. 만약 몇 개의 치아가 없을 때는 스케일링으로 잇몸 세균을 없애고 충치 치료로 충치 세균을 제거해도 나머지 치아들이 과도한 힘을 받기 때문에 망가질 수밖에 없습니다.

발치 교정과 2080

발치 교정을 할 때 앞니나 큰어금니를 뽑는 경우도 간혹 있지만 일반적으로 2~4개의 작은어금니(소구치)를 발치합니다. 동시에 사랑니 네 개도 뽑습니다. 총 6~8개를 뽑기 때문에 치아의 개수는 24~26개로 감소합니다. 발치 교정은 주로 10~20대에 하고, 요즘에는 '성인 교정'이라 해서 40~50대에도 합니다.

10~20대에 발치 교정을 할 경우 인생의 전반기부터 24~26개의 치아로 살아가게 됩니다.

　　여기서 잠깐 한국인들의 평균 치아 개수를 살펴보겠습니다. 19세 이상 성인 3만여 명을 대상으로 한 서울성모병원 치주과의 연구 결과에 따르면, 50대의 평균 잔존 치아는 24.3개, 60대는 20.6개, 70대 이상은 13.4개인 것으로 조사되었습니다. 50대부터 치아 건강이 악화되어 70대가 되면 치아가 절반도 남아 있지 않습니다. 이런 이유로 일본은 1988년부터 80세까지 자신의 치아를 20개 이상 유지하자는 '8020운동'을 추진해왔고, 한국에서는 '2080'이라는 비슷한 문구로 알려져 있습니다. 80세까지 20개의 치아를 유지하는 일이 무척 어렵다는 것을 보여주는 예입니다. 그런데 요즘 젊은 세대들은 20대부터 24~26개의 치아로 살아갑니다. 괜찮을까요?

　　한국에서는 1980년대부터 일부 부유층이나 상태가 심각한 사람들만 교정 치료를 받았으나, 경제 수준의 향상, 외모 및 치아 건강에 대한 관심 증가, 치과 수 증가, 교정 치료비 하락 등으로 2000년대에 들어서면서 교정 치료를 받는 사람들이 급증하고 있습니다. 그 중심에는 발치 교정과 양악 수술이 있습니다. 1980~1990년대에 발치 교정을 받은 10~20대들이 이제 40~50대가 되었습니다. 그들은 잘 지내고 있을까요?

치과의사도 모르는 진짜 치과 이야기

치아를 뽑고 배열하는 것이 바르게 하는 것?

비유를 이용하면 발치 교정은 입안이라는 공장에서 2~4명의 근로자를 해고하는 구조조정, 건물의 기둥 2~4개를 뽑아내는 재건축, 톱니바퀴에서 2~4개의 톱니를 제거하는 재조립과 같습니다. 공장은 잘 운영되고, 건물은 잘 버티고, 톱니바퀴는 잘 돌아갈까요? 모든 치료 결과는 10년 정도 지나면 드러나고, 잇몸 뼈를 포함한 우리 몸의 뼈는 25세부터 노화되기 때문에 개인차가 있지만 늦어도 35세쯤 되면 충치나 잇몸병이 심해집니다. 발치 교정 후 남아 있는 치아들이 받는 힘이 증가하기 때문입니다.

현대인들은 치아 배열이 안 좋고 영양 등 식생활 교육은 받지 않은 채, 치아를 갈고 때우고 씌우는 치료를 반복적으로 받다가 외모 개선 등의 이유로 발치 교정을 감행합니다. 그러다 보니 30대부터 치아가 나빠지기 시작합니다. 20대부터 신경 치료를 자주 받아 30대엔 잇몸병으로 어금니를 뽑고 임플란트를 하는 환자들도 많습니다. 치아 개수의 부족이 가장 큰 원인입니다. 발치 교정 후 교합이 잘 맞는 것처럼 보여도 치아를 뽑아서 인위적으로 맞춘 교합이기 때문에 자연이 내려준 건강한 교합과는 다릅니다. 얼굴뼈의 문제를 근본적으로 해결할 수 없는 상황에서, 빠르고 간편하게 외모를 변화시키면서 만들어진 인위적·인공적 교합입니다. 필자는 교정이 끝난 후 충치나 잇몸병으로 치과에 오는 많은 발치 교정 환자들 중에서 교합이 잘 맞는 사람을 본 적이

거의 없습니다.

발치 교정 이후 치아 건강이 악화된 사례는 수없이 많습니다. 그러나 일반인이나 치과의사는 이런 상태를 눈치채지 못합니다. 이렇게 무감각한 이유는 현대인들의 치아 건강 수준이 '하향 평준화'되었기 때문입니다. 사랑니를 포함한 32개의 치아가 모두 존재하고 배열까지 바른 사람은 60세 이전까지 치과에 방문할 일이 거의 없습니다. 그러나 대다수 현대인들은 28개 이하의 치아들이 불규칙하거나 위턱과 아래턱의 조화가 깨진 구조적 결함을 갖고 있습니다. 이 때문에 어릴 때부터 치료를 받지만 40~50대가 되면 치아를 빼기 시작합니다. 평균적인 수준이 이렇다 보니 발치 교정을 받고 30대부터 치아가 안 좋아져서 치과를 계속 다녀도 전혀 이상하게 생각하지 않습니다. 게다가 큰어금니가 빠지면 과거에는 틀니를 해야 했지만 지금은 임플란트가 있어서 젊은 나이에 어금니가 빠지는 것을 대수롭지 않게 여깁니다. 그래서 여전히 발치 교정이 계속 이루어지고 있습니다. 무엇보다 예뻐진다는 이유로.

발치 교정은 정말 외모를 개선시킬까?

멀쩡한 치아를 뽑는 무서움을 견뎌내고 몇 년 동안 고생하면서 받은 발치 교정으로 만들어진 오목한 입, 작은 턱은 정말 아름답고 잘생긴 얼굴일까요? 발치 교정 이후의 외모 변화를 알아

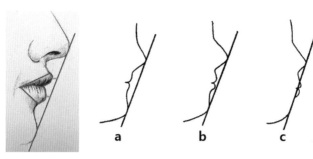

그림 2
리케츠의 심미선
a-오목한 입, b-평균, c-돌출입

보기 전에 치과, 성형외과 등에서 사용하는 외모에 대한 수많은 계측법 중 가장 간단한 방법을 소개하겠습니다.

1950년대에 교정 전문 치과의사인 리케츠Robert M. Ricketts는 서양인을 기준으로 코끝에서 턱끝까지 접선(심미선Esthetic line)을 긋고, 이 접선에서 윗입술까지의 거리, 아랫입술까지의 거리를 각각 측정했습니다. 그 결과를 바탕으로 이상적인 입 모양은 심미선보다 윗입술은 4mm, 아랫입술은 2mm '뒤에' 있다고 발표했습니다. 이 기준에 맞춰 과거 미국 등 해외에서는 입을 넣기 위해 발치 교정을 많이 했지만, 최근 들어선 돌출된 입술, 넓은 치열궁, 어금니까지 보이는 시원한 미소를 선호하는 등 미적 기준이 바뀌고, 치아와 전신 건강의 관계에 대한 연구 결과가 밝혀지면서 교정 치료의 목표도 바뀌고 있습니다.

단순히 선 하나로 외모를 분석하면 오류가 생길 수 있으므로 다른 방법들도 동원됩니다. 그럼에도 불구하고 심미선을 이용한 방법은 매우 간단해서 자주 쓰입니다. 이 방법을 모르는 일반인들도 무의식적으로 코끝, 턱끝을 이용해 자신의 입 모양을 판단합니다. 그리고 자신이 돌출입이라고 생각하거나, 돌출입은 아니지만 치아가 불규칙한 경우 비발치 교정을 하면 입이 나와 보일 수 있기 때문에 발치 교정을 감행합니다. 이런 발치 교정으로 예뻐지는 경우는 많습니다. 주로 위턱과 아래턱 모두 이상적 위치에서 뒤로 아래로 밀린 '무턱 돌출입' 얼굴형에서 그렇습니다.(그림 3)

그림 3-A의 첫 번째 사진에서 코끝과 아래턱 끝을 이은 '심미선'을 고려하면 윗입술과 아랫입술 모두 앞에 있기 때문에 돌출입이라고 할 수 있습니다. 그러나 '보비어 수직선'을 기준으로 보면 아래턱이 한참 뒤에 있습니다. 아래턱이 무턱입니다. 그

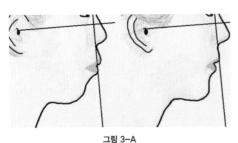

그림 3-A
무턱 돌출입의 발치 교정 전후

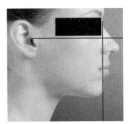

그림 3-B
잘생긴 얼굴

치과의사도 모르는 진짜 치과 이야기

리고 사진만으로는 정확히 알기 어렵지만 사실은 위턱도 무턱입니다. 왜냐하면 위 치아들이 불규칙하거나, 사랑니가 나오지 못했거나, 잇몸이 많이 보이는 거미 스마일을 가진 경우가 대부분이기 때문입니다.

사람들은 돌출입을 위턱과 아래턱이 돌출되었거나, 또는 위턱과 아래턱은 정상이고 치아만 삐드러졌다고 생각합니다. 그러나 대부분의 돌출입은 아래턱이 무턱일 뿐만 아니라 위턱도 앞으로 성장하지 못하고 '뒤로 아래로' 떨어진 무턱 상태입니다. 즉 위턱과 아래턱 모두 작고 후퇴해서 치아가 불규칙하거나 치아만 앞으로 삐드러진 것입니다. 하지만 치과대학에서는 이런 개념을 다루지 않는 데다, 개념을 알더라도 위턱과 아래턱을 앞으로 움직이는 것에 관심이 없습니다. 또한 지금의 기술로는 어렵거나 불가능하기 때문에 치아를 뽑아 작은 크기의 턱에 맞추는 발치 교정을 합니다.

그 결과 그림 3-A의 두 번째 사진에서 보듯이 '심미선'을 기준으로 돌출입이 사라진 얼굴로 변했기에 환자는 만족합니다. 그러나 발치 교정 후 얼굴의 위턱과 아래턱은 '보비어 수직선'에서 더 뒤로 가버렸습니다. 즉 위턱과 아래턱이 수직선 근처이거나 수직선보다 앞에 있는 그림 3-B의 잘생긴 얼굴과는 반대로 되었습니다. 발치 교정 후 불규칙한 치아가 가지런해지고, 앞니의 삐드러짐이 줄고 입이 들어갔다며 환자는 좋아합니다. 사람마다 심미적 기준이 다르고, 아름다운 얼굴을 판단하는 기준도 다양합니다. 그러나 발치 교정 후의 얼굴은 진짜 건강하고 아름다운 얼굴에서 더 멀어졌습니다. 무턱 돌출입에서 돌출입만 사라졌을 뿐무턱은 그대로입니다. 그리고 경우에 따라 턱관절이 아플 정도로무턱이 심해지기도 합니다.

발치 교정은 턱관절 장애를 유발할 수 있다

최근 들어 발치 교정 이후 턱관절과 전신의 고통을 호소하는 사람들이 많아졌습니다. 턱관절과 치아 교정은 아무 관련 없다는 것이 전 세계 치과 교정학계의 주장입니다. 이러한 주장의 근거는 똑같은 방법으로 교정해서 치아 배열이 좋아졌는데 누구는 턱이 아프고, 누구는 아무 증상이 없으며, 턱이 아픈 사람을교정해도 여전히 통증을 호소하는 등 그 양상이 복잡하기 때문입니다. 따라서 교정 치료로 인해 턱관절 문제가 생겼을 때 그 원인을 환자에게 돌리고 있습니다. 치과의사도 모르는 상황에서 치의학 지식이 없는 환자가 이 문제를 어떻게 해결할 수 있을까요?그래서 교정 치료로 턱관절에 문제가 생긴 환자들은 이 병원 저병원을 전전합니다. 그 모습을 보면서 필자는 교정 치료, 특히 발치 교정과 턱관절 질환의 관계를 다루면서 발치 교정에 대한 경각심을 주고자 합니다.

발치 교정으로 턱관절 문제가 생기는 원인은 두 가지 정도로 볼 수 있습니다. 첫째는 이미 턱관절이 불안정한 현대인의 얼굴이고, 둘째는 발치 교정 자체의 문제입니다.

　　현대인의 다양한 얼굴 중에서 갸름하고 긴 얼굴, 지나치게 짧은 사각턱 얼굴, 작은 아래턱, V라인, 주걱턱 등은 정도와 방향의 차이만 있을 뿐 모두 위턱과 아래턱이 작다는 공통점이 있습니다. 중안모 성장이 부족한 '눌린 얼굴'에 아래턱은 앞으로 성장하지 못한 '갇힌 턱' 상태입니다. 눌린 얼굴은 두개골 변형을 동반합니다. 말랑말랑한 공을 누르면 공이 변형되는 것과 유사합니다. 두개골이 변형된 것은 방사선 사진과 치아 모형 분석을 통해서도 확인할 수 있고, 제20장 그림 1의 계측을 통해서도 알 수 있습니다. 정면에서 얼굴을 보았을 때 좌우 눈의 높이, 좌우 귀의 높이, 좌우 치아의 높이는 같아야 합니다. 그러나 두개골이 눌리고 변형되면 양쪽의 높이가 달라집니다. 교정 치료를 받으려는 사람들의 두개골은 대부분 이미 변형되어 있고 턱관절도 불안정합니다. 이 상태에서 치아를 뽑아 뒤로 밀다 보면 위턱과 아래턱은 더 눌리게 되고 그에 따라 턱관절의 뒤틀림이 더욱 심해져서 턱관절의 통증이 발생할 수 있습니다.

　　다음은 발치 교정 자체의 문제입니다. 작은어금니를 발치한 후 위·아래 앞니들을 뒤로 보냅니다. 그러면서 입을 뒤로 넣고 치아를 배열합니다. 이때 위턱도 작아지고 아래턱도 작아집니다. 그런데 위턱이 작아지는 양이 아래턱이 작아지는 양보다 크면 어떻게 될까요? 즉 교정 치료 후 위턱이 아래턱보다 훨씬 더 작아지면 어떻게 될까요? 환자는 입을 다물 때 작아진 아래턱(문)을 더 작아진 위턱(문틀)에 맞추기 위해 무의식적으로 아래턱을 뒤로 당기게 됩니다. 이럴 경우 아래턱은 뒤로 밀리고 디스크는 앞으로 빠지면서 턱관절(경첩)이 손상됩니다.

발치 교정을 하면서 앞니를 뒤로 보내기도 하지만 어금니를 앞으로 끌어오기도 합니다. 이 과정에서 위 어금니와 아래 어금니는 안쪽과 앞으로 쓰러지는 경향이 있습니다. 이는 어금니들의 높이가 낮아지는 것을 의미합니다. 그 결과, 턱관절과 앞니를 보호하는 어금니의 지지 기능이 상실되면서 턱관절이 불편해질 수 있습니다.(제21장 그림 2 참고)

이러한 발치 교정과 턱관절의 관계를 이해하고 발치 교정이 적합한 환자만을 선택해서 치료하면 턱관절 문제를 피할 수 있습니다. 그러나 또 다른 문제가 남아 있습니다.

발치 교정으로 숨쉬기가 힘들어질 수 있다

32개 또는 28개의 치아가 만드는 악궁(치열궁)의 크기와 24개의 치아로 이루어진 악궁의 크기는 호흡에도 영향을 줍니다. 위 작은어금니 한 개의 너비는 7∼8mm이고, 사랑니 한 개의 너비는 약 10mm이므로 위 네 개의 치아를 뽑는 발치 교정 후 위 치열궁의 둘레는 32개의 치아를 가진 정상적인 치열궁의 둘레보

치과의사도 모르는 진짜 치과 이야기

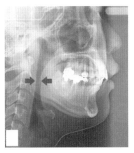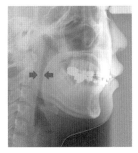

그림 4
위 작은어금니 두 개를 뽑고 교정 중에 기도의 크기가 축소됨(붉은색 화살표)

다 30mm 이상 줄어든 상태입니다.(그림 1의 60대와 20대 비교) 이렇게 되면 정상적으로 입천장에 놓여 있어야 할 혀는 뒤와 아래로 밀릴 수밖에 없고 기도의 크기도 줄어듭니다. 그림 4는 돌출입을 해결하고 싶어서 위 작은어금니 두 개를 뽑고 교정을 받다가 턱관절 통증, 호흡 곤란 등 각종 전신 증상을 경험했던 환자의 방사선 사진입니다. 발치 교정 중에 아래턱이 뒤로 밀리면서 기도가 축소되었습니다.

　방사선 사진이 아니라 얼굴만 봐도 기도가 좁아졌음을 추측할 만한 단서가 있습니다. 이중턱이 대표적인데, 발치 교정 환자에서 교정 전에 비해 교정 후 아래턱에서 목으로 이어지는 라인이 더 두꺼워진 모습을 볼 수 있습니다. 개인차가 있지만 발치 교정 후 아래턱의 크기가 작아지고 뒤로 밀리면 아래턱을 둘러싸고 있는 피부와 근육이 늘어집니다. 이렇게 기도가 좁아지면 수면 무호흡이 생기기도 합니다. 발치 교정을 받은 후 생긴 이중턱을 눈치채지 못하는 경우가 많은데 현대인 중에는 아래턱이 작아서 생긴 이중턱이 매우 흔한 데다, 기도가 좁아진 상태에서 호흡을 원활하기 위해 무의식적으로 고개를 드는 자세를 취하면서 이중턱이 감춰지기 때문입니다.(제19장 참고)

사람들은 기도의 축소와 자세의 변화가 무슨 문제냐고 반문합니다. 알레르기, 부비동염, 입 호흡, 수면 무호흡, 심혈관 질환, 비만, ADHD, 만성 피로, 이갈이, 상기도 저항 증후군 등 과거에는 드물었지만 현대에는 흔한 질병들이 편안하지 못한 호흡과 그에 따른 자세 변화와 관련 있는 것으로 밝혀지고 있습니다. 그러나 여전히 대다수의 치과의사들은 입을 넣어 예쁜 얼굴을 만들어주겠다며 발치 교정을 하고 있으며, 환자들도 입이 들어가고 턱이 작은 것을 예쁜 얼굴로 착각하고 있습니다. 극소수의 치과의사들만 호흡이나 자세 등에 관심을 갖고 있는 상황입니다. 한국은 세계적으로 발치 교정 강국으로 유명합니다. 유명한 치과의사인 미국의 행Hang과 겔브Gelb가 쓴 호흡 치의학에 관한 논문에서 발치 교정을 가장 많이 하는 나라로 한국을 지목했을 정도입니다. 한국인의 건강이 걱정스러울 뿐입니다.

· 제23장 ·

비발치 교정과 양악 수술의 부작용

*

요즘 여성들 사이에서 턱을 깎는 수술이 유행이다. 턱이 갸름하면 여
성스럽기는 하지만 지구력이나 추진력이 약해진다. 당장은 예뻐 보여
도 인상학적으로는 50세가 넘어서면 좋지 않다고 본다. 피부에 탄력
이 있을 때야 괜찮지만 탄력이 떨어지는 중년 이후가 되면 살이 빠지
면서 자신이 원했던 얼굴형이 아닌 초라한 모습이 되기 쉽다.

—주선희, 『얼굴 경영』

위턱을 뒤로 미는 헤드기어

발치 교정의 목적은 치아를 뒤로 보내는 것인데, 이와 유
사한 방법이 헤드기어라는 장치를 이용하는 것입니다. 유명한 교
정 의사인 맥나마라McNamara는 위턱이 돌출된 것처럼 보이는 얼
굴의 대부분은 위턱이 정상이거나 오히려 후퇴한 상태라는 사실
을 오래전에 밝혔습니다. 이외에도 많은 연구들이 무턱 또는 무
턱 돌출입 얼굴의 원인은 위턱이 큰 것이 아니라 아래턱이 작은
것임을 확증했습니다. 이런 사실에도 불구하고 대부분의 교정 치

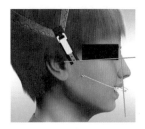

그림 1
헤드기어로 이미 후퇴한 얼굴을 더 후퇴시키기(퇴행의 가속화)

료는 아래턱을 전진시키려고 노력하기보다는 위턱을 뒤로 보내는 헤드기어를 이용합니다. 그림 1은 헤드기어를 착용한 모습인데 위턱과 아래턱 모두 보비어 수직선보다 뒤에 위치해 있습니다. 다시 말해서 위턱과 아래턱이 이미 후퇴한 얼굴입니다. 그러나 치과의사들은 후퇴한 아래턱에 맞춰 헤드기어로 이미 퇴행된 위턱을 더 뒤로 당기려고 아이에게 족쇄를 채웁니다.

안타깝게도 의미가 없거나 매우 유해한 장치인데 왜 계속 사용하고 있을까요? 과거부터 지금까지 치과의사들은 대학에서나 졸업 후에도 입을 넣는 것에 대한 지식만 배웠기 때문입니다.

헤드기어를 하느라 돈, 시간, 노력을 투입해도 치료가 되지 않아 나중에 작은어금니를 빼는 발치 교정으로 이어질 가능성이 높습니다. 왜냐하면 위턱의 성장을 억제할 목적으로 수십 년간 사용되어온 헤드기어는 치료 효과가 없다는 것이 이미 밝혀졌기 때문입니다.(치의신보, 2016. 4) 위턱이 앞으로 돌출된 것이 아니어서 효과가 없는 것은 당연합니다. 효과가 없으면 그나마 다행이고, 부작용이나 역효과가 발생해 아이의 인생을 망칠 수도 있습니다. 헤드기어의 유해성과 부작용에 대한 연구들은 www.righttogrow.org에 잘 정리되어 있습니다. 이 사이트의 내용 중 일부를 요약하면 "헤드기어는 얼굴의 전방 성장을 억제하는데 이런 작용은 재앙이다. 아래턱의 전방 성장을 억제하여 호흡과 자세에 악영향을 끼친다. 머리 전방 자세Forwad Head Posture 및 거북목을 유발한다. 위턱뼈와 나비뼈(접형골)를 비롯한 두개골을 변형시킨다. 헤드기어로 밀린 위턱과 아래턱은 폐쇄성 수면 무호흡을 야기한다" 등으로 정리할 수 있습니다.

최신 의학은 폐쇄성 수면 무호흡이 뇌졸중, 암, 사망의 위험률을 증가시키는 것으로 보고하고 있으며 각종 전신 질환의 주요 원인으로 봅니다. 수면 무호흡 환자의 얼굴 특징은 위턱과 아래턱이 작고, 혀는 뒤로 위치하여 기도가 좁아진 상태입니다. 발치 교정과 헤드기어는 위턱과 아래턱을 뒤로 밀어 기도를 좁게 하고 그에 따라 자세가 변화되면서 수면 무호흡이 생깁니다. 위 내용에 비춰볼 때 위턱을 좁게 하거나 뒤로 미는 치과 치료 행위들이 전신 질환을 일으키는 것으로 추측할 수 있습니다. 혹시 여러분의 자녀가 이런 치료를 받기 전이거나 받고 있는 중이라면 중단하시기 바랍니다.

교정용 나사를 이용한 비발치 교정

돌출입을 개선하기 위해 위 치아나 위턱을 뒤로 미는 헤드기어 같은 외부 장치들은 환자의 협조가 필수적인데 어린이들이 열심히 착용하는 일은 '다행히도' 쉽지 않습니다. 성인에게도 효과가 없습니다. 그래서 최근에는 교정용 나사(스크류)를 잇몸뼈에 심어 치아를 이동시킵니다. 전에는 어렵거나 불가능했던 치료들을 쉽게 해결할 수 있어 교정용 나사는 치과의사나 환자를 편하게 해주었습니다. 특히 나사가 없던 시절에 발치 교정으로만 해결이 가능했던 사례들을 비발치로 치료할 수 있게 되었습니다. 그럼에도 교정용 나사 역시 부작용은 존재합니다. 돌출입으로 진단된 환자를 비발치로 교정할 때 나사를 이용하여 전체 치아를 뒤로 보내는 작업은 발치 교정이나 헤드기어 장치와 유사한 부작용을 야기할 수 있습니다.

보통 비발치 교정 중이나 끝난 후에 '치아가 뻐드러졌다, 입이 더 나왔다, 입을 더 넣고 싶다'라며 만족하지 못하는 경우가 있습니다. 이런 심미적 요구를 해결하기 위해서 또는 위·아래 치아의 교합을 맞추기 위해서 나사를 심어 전체 어금니를 뒤로 보내는 작업을 합니다. 왜 치아들을 뒤로 밀었는데도 환자는 만족하지 못할까요? 대부분 코의 높이가 낮거나 아래턱이 너무 작기 때문입니다. 이런 상황에서 입을 많이 넣으려고 나사를 이용해 전체 치아를 뒤로 밀면 위턱도 함께 뒤로 움직입니다. 이때 환자

치과의사도 모르는 진짜 치과 이야기

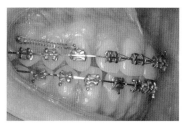

그림 2
교정용 나사를 이용해 전체 치아를 뒤로 밀기

의 상태에 따라 아래턱이 뒤로 밀리면서 턱관절 문제가 생기기도
합니다. 이런 현상이 생긴다면 치아를 뒤로 보내는 작업을 중단
하거나 뒤로 당겼던 치아들을 다시 앞으로 돌리는 치료가 필요할
수 있습니다.

　　지금까지 위 치아와 위턱을 뒤로 넣는 후퇴 교정(발치, 헤
드기어, 교정용 나사)의 부작용을 살펴보았습니다. 반대로 아래 치
아와 아래턱을 뒤로 넣는 교정도 있으며, 그에 따른 부작용도 있
습니다.

　　양악 수술을 받은 얼굴은 아름다울까?

　　주걱턱 얼굴은 아래턱이 너무 큰 상태라는 게 일반적인 생
각입니다. 학술적으로 주걱턱은 아시아인에게서 많이 나타난다
고 합니다. 동양인들의 아래턱이 크기 때문에 주걱턱이 흔한 걸
까요? 결론부터 말하면 동양인 가운데 아래턱이 커서 주걱턱인

사람은 드뭅니다. 실제로는 아래턱은 정상 크기이지만(또는 작기도 함) 중안모(위턱)가 너무 눌려서 주걱턱처럼 보이는 경우가 대부분입니다. 낮은 이마와 낮은 콧대라는 동양인의 얼굴 특징과 현대인의 중안모 퇴행이 합쳐져 중안모가 극단적으로 눌린 상태에서 아래턱이 정상적으로 성장하여 아래턱만 돌출되어 보이는 현상이 주걱턱입니다.

아래턱이 크고, 비대칭이 심하다면 아래턱을 잘라 뒤로 보내는 방법이 현재 기술로는 맞습니다. 그러나 주걱턱을 가진 사람들은 대부분 위 치아들이 불규칙하고, 위 사랑니가 선천적으로 결손되었거나 매복되어 있는데 이는 위턱이 작고 후퇴되었음을 의미합니다. 주걱턱임에도 불구하고 아래 치아들 역시 불규칙하고 아래 사랑니도 바르게 올라오지 못한 경우가 많은데 이는 아래턱도 결코 크지 않음을 의미합니다. 무턱 돌출입은 위턱과 아래턱이 모두 작은 얼굴이고, 주걱턱 돌출입은 위턱이 매우 작고, 아래턱은 정상 크기인 얼굴입니다. 결국 치아와 턱의 모든 문제는 작아서 생깁니다. 현대인 대다수가 위턱과 아래턱 모두 작은 얼굴이다 보니 그중에서 정상적으로 성장한 아래턱을 주걱턱이라고 오판하는 것입니다.

필자는 위·아래 턱이 모두 작은 상태보다 위턱은 작지만 아래턱이라도 정상적으로 성장한 주걱턱이 더 좋은 상태라고 봅니다. 왜냐하면 위·아래 턱 중 하나라도 크거나 정상이면 호흡이

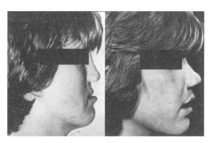

그림 3
중안모를 앞으로 내보낸 수술

나 자세에 좋기 때문입니다. 주걱턱인 사람들은 자신감, 에너지, 지구력이 넘칩니다. 하지만 사람들은 정상적으로 성장한 아래턱을 주걱턱이라 생각하고 정상 크기의 아래턱을 잘라서 작게 하고, 위턱 역시 잘라서 뒤로 보냅니다. 물론 상태가 심각하다면 아래턱을 잘라서 축소할 수밖에 없습니다. 그러나 비대칭도 없고, 주걱턱도 심하지 않은데 아래턱을 축소·후퇴시키는 것은 얼굴의 퇴행을 가속화시키는 행위입니다.

  그림 3은 주걱턱이지만 아래턱은 그냥 두고, 위턱을 포함한 중안모를 앞으로 내보낸 수술을 받은 환자입니다. 눌린 중안모를 앞으로 꺼냈더니 주걱턱이 사라졌습니다. 이렇게 중안모를 앞으로 이동시키는 수술이 얼굴 변화엔 더 좋지만 현실적으로 아래턱을 자르는 수술보다 어렵고, 사람들은 작은 턱을 원하기 때문에 위턱과 아래턱을 뒤로 밀어 넣는 수술이 유행하고 있습니다. 그러나 위턱과 아래턱을 후방으로 밀어 넣는 수술은 호흡의

답답함, 이중턱 등 여러 증상들을 유발할 수 있습니다. 아래턱을 잘라내고 나서 주걱턱이 서서히 재발되는 이유는 수술 후 불편해진 호흡을 편안히 하려는 생존 본능의 결과입니다. 건강이 아닌 외모를 생각해도 위·아래 턱을 작게 하는 수술을 받은 얼굴은 자연스러운 매력이 부족합니다. 왜냐하면 뼈가 살을 지탱하며 피부의 탄력을 유지시키는데 뼈를 축소하면서 얼굴의 윤곽이 불분명해지기 때문입니다. 젊을 때야 그런 얼굴이 좋겠지만 나이 들면 생각이 바뀔 것입니다. 결정적으로 축소 수술이 효과가 좋다면 이런 수술을 받은 사람들이 가장 아름다워야 하는데 현실은 그렇지 않습니다.

어린이 주걱턱 교정의 부작용

현대인들의 턱이 대부분 작다 보니 부모들은 아이의 아래턱이 작은 무턱을 잘 발견하지 못합니다. 그에 비해 위앞니와 아래앞니가 거꾸로 만나는 주걱턱 반대 교합은 쉽게 발견합니다. 그러고는 황급히 아이를 치과에 데리고 옵니다. 치과의사는 아래턱이 큰 주걱턱으로 진단하고 두 가지 장치를 권합니다. 하나는 아래턱을 뒤로 미는 '친컵chin-cup'이고, 다른 하나는 위턱을 앞으로 당기는 '페이스마스크face-mask'입니다.

결론부터 말해서 친컵은 하면 안 됩니다. 주걱턱은 아래턱

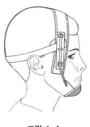

그림 4-A
친컵

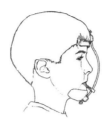

그림 4-B
페이스마스크

의 과성장이 아니라 위턱의 저성장이 원인이기 때문입니다. 친컵은 정상적인 아래턱을 뒤로 압박하여 턱관절 문제를 일으킬 가능성이 높은 장치입니다. 운 좋게 턱관절 문제가 생기지 않는다 해도 정상적인 아래턱을 억지로 뒤로 밀었기 때문에 아이가 성장하면서 아래턱은 원래 위치인 앞으로 이동하게 됩니다. 혹자는 주걱턱이 재발했다고 말하지만 중안모가 눌린 상태에서 아래턱만 정상 상태로 돌아온 것으로 그나마 다행인 상황입니다.

페이스마스크는 위턱을 앞으로 당기면서 동시에 아래턱은 뒤로 밀기 위해 개발된 장치입니다. 입안에 확대 장치Rapid Palatal Expander를 착용한 후 확대 장치와 페이스마스크를 고무줄로 연결하여 위턱에 앞으로 향하는 힘을 가합니다. 주걱턱 치료에 효과가 있어 여전히 사용됩니다. 그러나 페이스마스크도 조심해야 합니다. 실제로 위턱이 앞으로 나가기도 하지만 아래턱이 뒤로 밀려서 주걱턱이 고쳐진 것처럼 보이는 경우가 많기 때문입니다.

페이스마스크를 1년 이상 착용해도 주걱턱이 개선되지 않는 경우도 있고, 친컵과 마찬가지로 개선된 후 몇 년이 지나 주걱턱이 재발되기도 합니다. 이 역시 친컵과 마찬가지로 페이스마스크 때문에 아래턱이 뒤로 밀렸다가 아이가 성장하면서 아래턱이 정상 상태로 돌아가기 때문입니다. 극소수의 치과의사들이 위턱을 앞으로 움직이기 위한 장치를 개발하고 있지만 아직까지 페이스마스크를 완전히 대체할 만한 장치가 없기 때문에 페이스마스크는 당분간 사용될 것입니다. 그러나 위턱을 뒤로 억압하는 헤드기어처럼 페이스마스크도 아래턱을 뒤로 억압할 수 있으므로 조심해야 합니다. 아래턱이 뒤로 밀리면 턱관절 장애, 비대칭, 이중턱 등의 문제를 야기하기 때문입니다.

· 제24장 ·

아름다운 얼굴을 향하여

*

구강위생, 불소화, 치아 관리가 개선되면 예방과 치료에 유익한 것은 분명하지만, 과거의 건강한 구강 환경에 이르려면 아직 멀었다. 턱과 이빨 크기가 맞지 않아 생기는 덧니가 좋은 예다. 과거 사람들을 연구하면 우리의 이빨이 턱에 비해 너무 큰 게 아니라 턱이 이빨에 비해 너무 작은 것임을 알 수 있다. 그렇다면 치아 교정의는 발치 교정으로 이빨의 부피를 줄이기보다는 턱뼈를 늘이는 데 중점을 두는 게 타당하지 않을까? —피터 S. 엉거, 『이빨』

중안모 – 얼굴 외모에서 가장 중요한 부위

사람을 볼 때 눈이 예쁘면 얼굴도 예뻐 보입니다. 눈은 심미적 측면 외에도 사람을 알아보는 데 중요한 역할을 합니다. 그러나 실제로는 눈보다 눈 바로 아래 부위가 사람을 알아보는 데 더 중요합니다. 미국 캘리포니아 주립대학 샌타바버라 캠퍼스 연구팀은, 사람들이 맨 처음 보는 곳이 눈 아래쪽의 얼굴 중간 부분이라는 실험 결과를 발표했습니다. 연구팀은 "이 부위가 얼굴의 특징들을 많이 담고 있기 때문"이라고 설명했습니다. 아시아인들을 대상으로 한 연구도 있습니다. 영국 글래스고 대학 심리학과 연구팀은 실험을 통해 서양인은 주로 눈을 바라보고, 동양인은 얼굴의 중앙을 본다고 발표했습니다. 약간 다른 결과이지만 공통적으로 중안모가 얼굴에서 중요한 부위임을 알 수 있습니다. 이런 연구들을 확장하면 얼굴 외모 판단이 코를 포함한 중안모를 통해 이루어진다고도 볼 수 있습니다.

한국인의 평평한 얼굴과 낮은 코

한국은 성형 강국입니다. 그 이유는 첫째, 남을 의식하고 체면을 중시하는 사회 분위기 탓에 타인에게 비치는 자신의 모습에 지나치게 신경을 쓰기 때문입니다. 둘째, 생존 경쟁이 심하다 보니 외모도 경쟁력이 되었기 때문입니다. 셋째, 의료보험 진료만으로는 병원 운영이 힘들어 성형, 미용 등의 비보험 진료를 피할 수 없는 경쟁적인 의료 현실 때문입니다. 이런 환경에서 살아남기 위해 지속적으로 노력해온 한국 의사들의 출중한 실력 덕분에 성형 인구가 크게 증가했습니다. 그러나 결정적인 이유는 서양의 미적 기준으로 볼 때 동양인이 서양인에 비해 얼굴이 잘생기지 못했기 때문입니다. 서양과 달리 몸의 부위 중에서 얼굴 성형(윤곽, 양악, 코)을 가장 많이 하고 있다는 것이 그 증거입니다.

잘생김을 결정하는 가장 큰 요소는 중안모의 발달이라고 했습니다. 서양인과 동양인의 얼굴은 중안모의 전방 발달 정도에

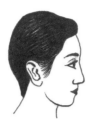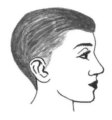

그림 1
단두형, 장두형

서 차이가 큽니다. 서양인은 코가 높고 중안모도 앞으로 잘 발달되어 있습니다. 반면에 동양인은 코가 낮고 중안모가 평평하거나 눌렸습니다. 이런 차이를 설명하는 단어로 '장두형', '중두형', '단두형'이 있습니다.(그림 1) 장두형은 두상이 앞뒤로 길고, 단두형은 두상이 앞뒤로 짧습니다. 중두형은 그 중간입니다. 흑인이나 백인이 주로 장두형 또는 중두형이고 한국인은 주로 단두형입니다. 그렇다 보니 한국인의 경우, 32개의 치아가 가지런히 배열되면 서양인에 비해 입이 돌출된 것처럼 보입니다. 그래서 자신의 입이 돌출되었다고 불만을 갖는 분들이 있습니다. 이런 분들이 돌출입으로 보이는 이유는 서양인에 비해 코가 낮은 동양인의 얼굴형 때문인데 사실은 큰 축복을 받은 얼굴입니다. 이런 전통적인 한국인의 얼굴은 1970년대 이후 중안모와 아래턱의 퇴행(축소)이라는 변화를 겪으면서 점점 퇴행된 얼굴로 변하고 있음을 앞에서 설명했습니다.

치의학은 턱관절을 고친다며 CR 스플린트로 이미 뒤로 밀려 있는 아래턱을 뒤로 밀고, 얼굴을 예쁘게 하겠다며 치아를 뽑아 뒤로 밀고, 비발치 교정으로 전체 치아를 뒤로 밀고, 주걱턱 수술을 하면서 위·아래 턱을 작게 하고 뒤로 이동시킵니다. 그러나 잘생긴 얼굴, 건강한 얼굴은 덜 발달된 부위 없이 얼굴의 모든 부위가 '앞으로' 충분히 성장한 얼굴입니다. 그중에서도 가장 중요한 부위가 중안모입니다. 치의학은 중안모의 기능적·미적 역할에 무지했고 또 무관심했습니다. 그래서 눌린 중안모와 갇힌 아래턱을 가진 사람들이 넘쳐나는 시대에 후퇴한 아래턱을 기준으로 삼아 중안모를 더욱 후퇴시키는 행위를 하고 있습니다.

앞서 사람의 얼굴형을 머리의 앞뒤 길이와 좌우 폭의 비율에 따라 장두형, 중두형, 단두형으로 나눈다고 했는데, 개도 유사하게 분류합니다.

위턱(코)과 아래턱이 앞으로 나온 견종을 장두종, 위턱과 아래턱이 뒤로 밀린 견종을 단두종으로 칭합니다. 장두종에는 그레이하운드, 콜리 등이 있고, 단두종에는 불도그, 퍼그, 시추, 프렌치불도그 등이 있으며, 중두종에는 진돗개, 비글, 셰퍼드 등이 있습니다. 잘생긴 견종은 장두종, 중두종이고 못생긴 견종은 단두종입니다.

물론 이와 상관없이 사람들은 단두종을 더 귀여워합니다.

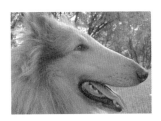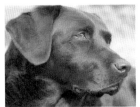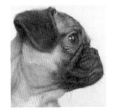

그림 2
장두종 – 중두종 – 단두종

그러나 단두종은 납작한 두개골, 평평한 얼굴, 납작한 코, 좁은 치열궁으로 인해 심한 부정교합, 접힌 살로 인한 피부병, 호흡 곤란, 결막염 등 많은 지병을 갖고 있습니다. 이를 '단두종 증후군'이라고 합니다.

1960년대 이전의 한국인들은 중두형 얼굴이 많았으나 현대에는 단두형 얼굴 또는 코만 높고 위턱과 아래턱은 작은 V라인 얼굴(장두형처럼 보이지만 실제로는 단두형)이 많아졌습니다. 중안모가 외모에서 중요하고, 예쁜 얼굴을 만들기 위해 코 성형 등을 가장 많이 하는 상황에서 발치 교정으로 무턱 돌출입을 해결하고, 양악 수술로 주걱턱을 해결하는 것은 단두형 얼굴을 더욱 강화시키는 행위입니다. 인위적으로 만들어진 단두종 견종들이 고생하듯이 인위적으로 만든 단두형 얼굴에서는 치아 건강이 위태로울 수 있습니다.

외모 개선을 향한 대안 1: 코 성형, 아래턱 끝 성형

사람들은 큰 집, 큰 차, 큰 TV, 큰 대학, 큰 기업, 큰 종교 시설, 큰 키, 큰 눈 등을 선호합니다. 반대로 작은 얼굴, 오목한 입, 작은 턱에 집착하는 모순된 경향도 있습니다. 이런 경향은 외모나 건강에 유익하지 않을 수 있다고 설명했습니다. 그럼 치아와 얼굴을 바꾸고 싶은 사람들은 어떤 선택 사항이 있을까요? 뽑고 자르고 밀어 넣는 방식을 대신할 수 있는 방법들을 살펴보겠습니다.

앞에서 심미선을 설명한 바 있습니다. 코끝에서 아래턱 끝을 연결했을 때 이 선보다 입술이 앞에 있으면 돌출로 본다고 했습니다. 발상을 전환하여 무턱 돌출입의 얼굴에서 코끝과 턱끝을 앞으로 나오게 하면 입술이 들어가 보일 것입니다. 사람들은 자신이 못생긴 이유를 튀어나온 치아와 입 탓으로 돌릴 뿐 낮은 코, 평평하거나 눌린 중안모, 작은 아래턱은 놓치고 있습니다. 못생긴 얼굴, 퇴행된 얼굴은 성장이 부족한 것이 문제이기 때문에 예뻐지려면 부족한 부분을 보충해주어야 합니다. 코를 높이고 아래턱 끝에 보형물을 넣는 방법이 위험하다고 생각하지만 치아를 빼서 장기간 교정하고 이후에 치아 건강이 악화되어 고생하는 것보다는 덜 위험합니다. 주걱턱 돌출입의 얼굴은 중안모가 눌렸고 코가 낮기 때문에 비대칭과 같은 교합 문제가 심각하지 않다면 턱끝만 줄이는 성형을 받거나 코 성형을 받는 것이 광범위한 양악 수술보다 안전할뿐더러 외모 개선에 효과적입니다. 주걱턱 돌출입을 고치기 위해 비발치 교정을 받은 후 돌출입 개선이 만족스럽지 못해 발치 교정을 다시 할까, 양악 수술을 할까 고민하는 사람들이 많은데 잘못된 고민일 수 있습니다. 중안모가 눌린 것이 근본 원인이므로 코 성형 등 중안모를 전진시킬 수 있는 방법을 고민해야 합니다.

　　일반인들은 교합에 대해 잘 모르고, 좋은 교합이 치아 및 몸의 건강과 관련 있다는 점도 모릅니다. 그저 교정을 해서 예뻐지면 만족합니다. 교정 후 예뻐지는 경우도 많지만, 대개 눈과 코가 예쁜 사람들이 교정을 해도 예뻐 보이고, 반대로 눈과 코가 예쁘지 않으면 치아가 변하고 입 모양이 변해도 큰 변화를 느끼지 못하는 경우가 많습니다. 예쁘고 잘생겼다는 연예인들조차 성형을 많이 하는데, 그런 얼굴을 선망하면서 발치 교정이나 양악 수술을 받는 것이 그들을 닮아가는 지름길일까요? 또 치아 교정 정도로 타인의 외모를 따라갈 수 있을까요? 자신의 몸이 상품인 사람들도 끊임없이 관리를 받는데 평범한 사람들이 치아 교정 만으로 그들과 같아지려 하는 것은 지나친 욕심입니다. 예뻐지고 싶어서 치아 교정을 받겠다면 우선 실력 좋은 성형외과부터 방문하시기 바랍니다. 낮은 코, 눌린 중안모, 작은 턱 등은 성장이 과해서가 아니라 부족해서 발생한 것이기 때문에 치아를 뽑고, 뼈를 깎아서 축소시키는 행위는 피하기 바랍니다.

외모 개선을 향한 대안 2: 확대 교정, 전진 교정

성형 수술의 효과도 탁월하지만 치아 교정도 어느 정도 효과를 발휘합니다. 중안모가 외모에서 중요하고 눈과 코가 큰 비중을 차지하지만 중안모의 핵심은 위턱입니다. 위턱이 치아의 배열과 직접 관련되기 때문입니다. 위턱을 포함한 중안모가 앞으로 충분히 성장한 얼굴이 잘생긴 얼굴의 기본입니다. 이를 위해선 치아를 뽑는 것이 아니라 치열궁을 전체적으로 확대하는 것이 치아 건강을 개선시키는 방법입니다. 특히 중안모를 앞으로 이동시킬 수 있다면 건강뿐만 아니라 외모까지도 크게 향상될 것입니다. 하지만 지난 100여 년간 치의학은 이런 관점에 무지했습니다. 그래서 지금까지 오로지 턱을 작게 하고 입을 들어가게 하는 데 중점을 두었을 뿐 중안모(위턱)와 아래턱을 전진시키는 방법에는 관심이 없었습니다. 그러나 최근 들어 소수의 치과의사들이 중안모와 아래턱을 앞으로 나오게 하는 치료법을 연구하기 시작했습니다. 기존의 교정 치료는 영구치가 다 나오는 12세 이후에 시작할 것을 권하지만 얼굴뼈를 바꾸는 새로운 치료법들은 빠르면 만 6세, 늦어도 10세에 치료할 것을 권합니다. 왜냐하면 중안모의 성장이 보통 10세쯤 멈추기 때문입니다. 하지만 현실에서는 영구치가 다 나오고 얼굴의 성장이 끝난 시기에 교정 치료를 시작하는 경우가 대부분이어서 이 시기에 확대·전진 교정을 하면 이상적인 결과를 얻기 힘듭니다. 그러나 기술이 점점 발전하고 있으니 치아를 뽑거나 뼈를 축소하는 행위는 피하시기 바랍니다. 특히 어떤 치료법을 선택하든 자녀의 치아는 아이 본인의 것이기 때문에 어른들의 결정만으로 시작하기보다는 스스로 판단하고 선택할 나이가 되었을 때 치료받는 것도 고려되어야 합니다. 치열궁을 확대하는 장치와 치료법은 매우 다양하며 부작용도 생길 수 있습니다. 그럼에도 지금까지 교정 치료의 주류가 위·아래 턱을 작게 하고 치아를 후퇴시키는 치료였다면, 앞으로는 넓게 하고 전진시키는 교정 치료가 대세가 될 것입니다.

외모 개선을 향한 대안 3: 실력, 인성, 개성

눈과 코를 예쁘게 하고, 치아와 턱을 예쁘게 하면 정말 아름다워질까요? 발치 교정으로 돌출입이 개선된 유명한 운동선수는 수년간 인기를 얻으며 예쁘다는 칭송을 받았습니다. 교정으로 개선된 외모 때문일까요? 그 선수보다 외모가 뛰어난 사람은 수없이 많습니다. 그가 칭송받았던 진짜 이유는 해당 분야에서 최고의 실력자였기 때문입니다. 입이 튀어나와도, 치아가 불규칙하거나 얼굴이 평범해도 각 분야에서 최고 수준에 오른 사람들은 '아름답다, 잘생겼다'라는 칭송을 듣습니다.

꼭 최고의 실력이 아니더라도 성품, 성격, 선행 때문에 인정을 받기도 합니다. 물론 예쁜 눈, 가지런한 치아, 단아한 입술, 오뚝한 코, 작은 얼굴이라면 좋겠지요. 그러나 타인의 평가에 집착하지 않고, 자신의 얼굴에 만족하고 자신의 인생에 집중하면서 성실하게 살아가는 사람들의 얼굴은 늘 아름답습니다. 얼굴의 퇴행이라는 문제는 어쩌면 얼굴의 다양성을 야기하는 메커니즘일 수 있습니다. 이런 상황에서 발치 교정이나 양악 수술을 통해 획일화된 얼굴을 만드는 것은 다양성을 저해하는 행위입니다. 다양성을 추구하는 자연의 기본 법칙에 위배되는 행위는 결국 부작용을 초래합니다.

중년의 나이에 교정 치료를 공부하는 치과의사

Q. 호흡을 개선하는 치아 교정 치료 세미나에 참석한 필자는 규모가 큰 치과의 원장과 대화할 기회가 있었습니다. 그분은 일반적인 치과 치료만 하고 교정 치료는 전문의에게 맡기기 때문에 굳이 세미나에 참석할 필요가 없었습니다. 중년의 나이에 병원도 잘되는데, 왜 어려운 교정 치료를 배우는 세미나에 참석했을까요?

A. 중년의 치과의사가 교정 치료법을 공부하는 이유는 아들의 치아 교정 때문이었습니다. 현재 20대인 아들이 중학생 때 발치 교정을 받은 후부터 전신 건강이 악화되었는데 이런 문제를 일반적인 교정 전문의들은 이해하지 못하고 해결할 수 없었기 때문에 아들의 문제를 고치기 위해 호흡에 대한 치과 교정 공부를 시작한 것입니다. 치과의사의 자녀도 잘못된 교정 치료로 고통받는 사례가 적지 않습니다.

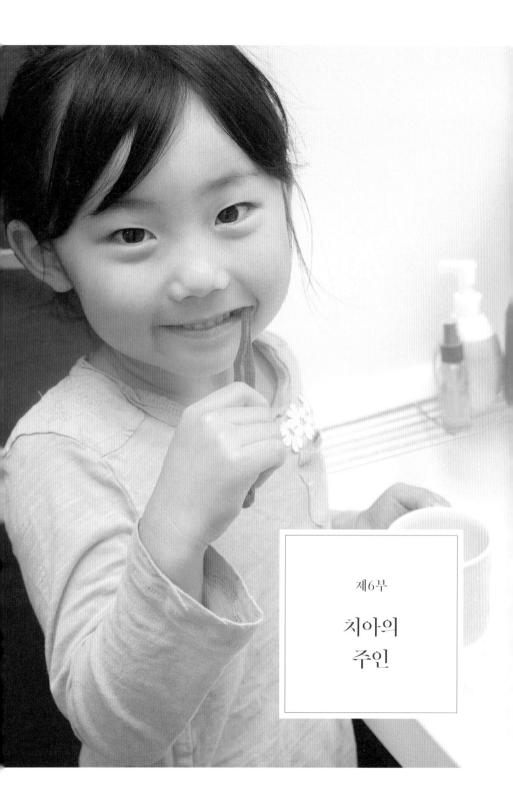

제6부

치아의
주인

제25장

식생활이 치아 건강을 결정한다

*

충치는 여전히 기승을 떨치고 있는데 그 이유는 우리가 충치의 근본
원인을 해소하지 않고 있기 때문이다.
— 대니얼 리버먼, 『우리 몸 연대기』

입안 생태계의 총체적 변화

제11장에서 식생활의 변화로 인해 턱이 작아진 현상을 설
명했습니다. 그리고 지금까지 턱의 축소에 따른 치아의 불규칙한
배열과, 위턱과 아래턱의 잘못된 만남이라는 구조적 결함을 중심
으로 치과 치료의 한계, 그중에서도 충치 치료나 교정 치료가 가
진 부작용에 대해 살펴보았습니다.

식생활의 변화는 얼굴 형태뿐만 아니라 입안의 세균 생태
계까지 바꿔놓았습니다. 수렵 채집인 등 고대인의 입안에는 현

대인의 입안에는 없는 다양한 세균들이 살고 있었습니다. 이들의 다수는 유익한 균이었고 충치 등 구강 질환을 일으키는 세균은 극히 소수였습니다. 그러나 농경이 도입되면서부터 인류의 입안에서는 뮤탄스균이 크게 증가했습니다. 뮤탄스균은 치아 표면에 남은 당류·탄수화물을 분해해 젖산을 생성하고 젖산은 치아의 딱딱한 부분을 부식시켜 충치를 유발합니다.(제6장) 인류가 보리·밀 등 탄수화물이 풍부한 무른 곡식을 먹게 되면서 충치균이 구강 생태계의 '터줏대감'이 된 것입니다. 이후 수천 년간 뚜렷한 변화가 없던 입안 생태계는 산업혁명 때 또 한 번의 큰 변화를 겪습니다. 제분·제당 산업 등이 발달하고 가공 곡물과 당류의 섭취가 급증하면서 그나마 남아 있던 유익한 세균들은 거의 사라졌고 그 빈자리를 충치 및 잇몸병과 관련된 세균들이 차지했습니다.

결과적으로 농업과 산업화를 통해 식량은 이전보다 많아졌지만 영양소의 질과 다양성이 사라졌습니다. 오늘 우리가 섭취한 열량의 대부분은 쌀, 옥수수, 밀, 감자 등에서 온 것입니다. 대량 생산된 작물과 가공식품은 열량이 풍부하고 오래 저장하기에 용이하지만 고대인이 먹었던 음식에 비해 비타민과 미네랄이 적습니다. 이러한 변화로 전염병이나 영양실조 등은 감소했으나 심장병, 뇌졸중, 2형 당뇨병, 골다공증, 알레르기, 특정 종류의 암, 비만 등의 새로운 비감염성 만성 질환이 증가하고 있습니다. 그리고 충치, 잇몸 질환, 턱관절 장애는 이런 비감염성 만성 질환의

한 종류입니다. 할머니가 아기에게 뽀뽀를 해서 충치균에 감염되어 충치가 생기는 것이 아니라 우리의 식생활로 인해 이미 우리 몸의 세균종이 바뀐 상태이며 과량으로 섭취된 탄수화물을 대사하기 위해 뼈와 치아에서 미네랄이 빠져나가면서 뼈와 치아가 부실해진 것입니다.

가공식품으로 병드는 몸

산업의 발달과 수입품의 증가 등으로 한국에서도 1960년대부터 식생활의 급격한 변화가 일어났습니다. 생활 수준 향상과 충분한 음식 섭취는 우리를 건강하게 해주었지만 생활이 편해지면서 움직임은 줄어들고 가공식품들이 넘쳐나면서 많이는 먹는데 영양은 오히려 부족해지고 이전에는 없었던 새로운 질병들로 고생하기 시작했습니다. 음식들은 화학적으로 처리되고 정제되었으며, 방부제가 첨가되고, X선으로 살균 처리되고, 인공 영양분이 첨가되어 생명력을 잃어버렸습니다.

- 밀가루, 치즈, 초콜릿, 음료수, 과자, 짜장면, 마가린, 빵, 어묵, 단무지, 햄, 간장 등 대부분의 가공식품에 있는 방부제(소르빈산칼륨, 안식향산나트륨, 벤조산나트륨, 살리실산, 데히드로초산나트륨)
- 청량음료, 과자, 단무지, 빙과류, 요구르트에 있는 감미료(아스

파탐, 사카린, 아세설팜칼륨, 둘신, 나트륨)

- 라면, 짜장면, 과자, 어묵, 통조림, 음료수, 맛소금에 있는 화학 조미료(MSG)

- 치즈, 버터, 아이스크림, 껌, 사탕, 소시지, 탄산음료에 있는 합성착색료(타르색소, 비타르색소, 녹색3호, 적색3호, 청색1호, 황색4호, 황색5호 등)

- 햄, 소시지 등 가공육에 있는 합성발색제(아질산나트륨, 아초산나트륨)

- 식용유지, 마가린, 버터, 염장식품, 어패류 냉동식품에 있는 산화방지제(아황산나트륨, 디부틸히드록시아니졸, 디부틸히드록시톨루엔)

- 파스타, 면류, 치즈, 발효유, 잼, 탄산음료에 있는 산도조절제(구연산, 푸마르산, 인산염, 수산화나트륨)

- 과자, 빵, 빙과류에 있는 표백제(아황산나트륨)

- 두부, 어육 제품, 햄, 소시지에 있는 살균제(차아염소산나트륨=락스)

- 빵, 카스텔라, 비스킷에 있는 팽창제(D-주석산수소칼륨)

이런 식품첨가물 외에도 설탕, 액상 과당 등으로 이루어진 음료수를 물보다 많이 마시고 있습니다. 음료수에 포함된 각 설탕 개수는 캔 커피(3~10개), 두유(4개), 흰 우유(1~2개), 유색

우유(7~9개), 저지방 우유(5~9개), 요구르트(4~5개), 탄산음료
(6~16개), 에너지 음료(11~13개), 이온 음료(4~6개), 비타민 음
료(4~8개), 어린이 음료(6개), 과일 주스(9~12개)로 조사되었습
니다.

병이 생기지 않고 하루하루 사는 것이 기적일 정도로 우리
몸은 가공식품으로 채워지고 있습니다. 식품첨가물이 수많은 질
병을 일으킨다는 것을 알고 있지만, 가공되지 않은 음식을 찾기
어렵고, 바쁜 삶 속에 빠르고 간편한 식품을 선호할 수밖에 없기
때문에 오늘도 가공식품을 먹고 있습니다. 그리고 우리의 몸은
조금씩 병약해지고 있습니다.

우리는 큰 병원에서만 치료가 가능한 내부 장기의 기형이
나 얼굴의 심한 기형만을 기형으로 여깁니다. 그러나 우리 대부
분이 갖고 있는 부정교합도 기형의 또 다른 모습입니다. 최근의
여러 연구들은 이러한 기형들이 부모의 식생활, 술, 담배, 약물
등과 관련이 있다고 말합니다. 그러나 현대 과학을 몰랐던 고대
인들은 이미 이런 관계를 알고 있었고, 80년 전에 한 치과의사가
이에 대한 연구를 발표했습니다.

불량한 식생활이 퇴행성 질환을 일으킨다

미국의 치과의사 웨스턴 프라이스Weston A. Price는 1939년에
쓴 책 『영양과 신체의 퇴행』에서 가공식품의 문제점을 시각적으

로 보여주었습니다. 프라이스는 1930년대 초에 건강한 치아를 보장하는 요인이 무엇인지 밝히기 위해 특별한 연구를 시작했습니다. 그는 지구상의 고립된 지역을 10년 이상 여행하면서 서구 문명의 영향을 받지 않은 건강한 사람들을 만났습니다. 그리고 치아의 불규칙한 배열을 야기하는 치열궁의 변형(구조적 결함)과 충치 등의 질환이 선조로부터 물려받은 유전적 결함이 아닌 영양 결핍으로 생긴다는 사실을 밝혀냈습니다.

박사는 오지들을 탐험하면서 전통적인 음식을 먹고 사는 원주민들은 치아 및 전신 건강이 좋았고, 현대적인 음식을 먹기 시작한 원주민들은 건강이 악화되었다는 사실을 발견했습니다. 서구의 현대 음식을 먹는 원주민들의 경우 구강 질환은 물론 관절염·결핵 같은 퇴행성 질환과 감염성 질환이 나타났습니다. 태평양의 같은 섬 거주민이라 해도, 외부와의 교류가 없는 내륙 지방에 사는 원주민들의 건강과 현대적인 음식을 쉽게 구할 수 있는 항구 근처에 사는 원주민들의 건강 사이에 큰 차이를 보였습니다. 현대 문명의 손길이 닿지 않아 현지의 토속 음식만 먹는 내륙 지방의 원주민들은 넓은 치열궁, 고른 치열, 잘 발달된 턱, 잘생긴 얼굴, 건강한 몸을 갖고 있었으나, 서구의 가공식품을 먹는 항구 근처에 사는 원주민들은 좁은 치열궁, 불규칙한 치아, 작은 턱, 길고 좁은 얼굴, 병에 쉽게 걸리는 몸을 갖고 있었습니다.

퇴행성 질환이 늘어나기 시작하는 데는 식단의 완전한 변

치과의사도 모르는 진짜 치과 이야기

화도 필요하지 않았습니다. 몇몇 상업 제품들이 영양가 높은 전통 음식들을 내몰고 식단에 추가된 것만으로도 퇴행성 질환이 늘기 시작했습니다. 가장 흔한 수입 식품은 흰 밀가루, 도정된 쌀, 설탕, 식물성 오일, 통조림 제품들이었고, 프라이스는 수입 식품들을 퇴행성 질환의 주범으로 판단했습니다.

원주민들의 전통적인 식단은 지역에 따라 많이 달랐지만 모두 가공식품이 아닌 자연 식품이라는 공통점이 있었습니다. 오지의 사람들은 공통적으로 설탕, 정제된 탄수화물, 가공된 식물성 오일 등을 전혀 먹지 않았습니다. 상업적으로 판매되는 즉석 식품은 입에 대지도 않았습니다. 모든 음식은 집에서 만든 것으로 비타민과 미네랄이 풍부했습니다.

프라이스는 원시 종족들의 음식을 분석하여 이와 동일한 음식이나 영양소가 유사한 음식을 심한 충치를 가진 자신의 환자들에게 먹이고 이를 통해 치아 조직을 재생하는 치료를 했습니다. 치열궁이 좁고 치아가 불규칙한 환자들은 치열궁 확대 장치를 이용해 교정 치료를 했습니다. 이렇게 시대를 앞선 치료법을 제시한 것 외에도 프라이스가 뛰어난 이유 중 하나는 중안모 발달의 중요성과 중안모 퇴행의 문제점을 알고 있었다는 점입니다. 가공식품을 먹기 시작하면서 충치가 생기고, 잇몸병으로 치아가 빠지며, 각종 퇴행성 질환으로 고생하는 원시 종족들을 조사하는 과정에서 얼굴과 치열의 변화(부정교합)를 관찰하고, 주원인을 중안모의 전방 성장 부족으로 파악했습니다.

　당시뿐 아니라 현대의 치과의사들은 중안모의 퇴행이 얼마나 중요한가를 모르고 있습니다. 위턱을 포함한 중안모의 발달은 치아 배열, 호흡, 자세, 전신 건강을 결정짓는 중요한 요인입니다. 현대인들은 나쁜 식생활로 인해 중안모와 아래턱이 퇴행된 상태로 태어나고, 나쁜 식생활이 지속되면서 더욱 나빠지는 악순환에 빠져 있습니다.

　서양과 한국이라는 지역적 차이, 20세기 초와 21세기 초라는 시간적 차이가 있어서 프라이스가 말하는 식생활과 몸의 퇴행 문제와 그에 대한 해결책 등을 지금의 한국에 그대로 적용하는 데에는 한계가 있습니다. 하지만 우리가 먹는 음식들이 얼마나 생명력을 잃었는지, 그에 따라 우리의 얼굴과 치아가 얼마나 퇴행되었는지를 보여주는 좋은 자료여서 소개했습니다.

부모보다 못한 세대의 첫 출현

　현재 한국은 전에 없던 고령화 시대를 맞이하고 있습니다. 장수하는 사람들은 주로 1930~1940년대에 태어난 사람들이고 이때까지만 해도 음식들이 토속적이었습니다. 가난하고 배고프던 시절이었으나 오염되지는 않았습니다. 첨단 의료를 통해 수명이 연장된 부분도 있지만, 이들이 태어나기 전에 부모들이 전통적인 식생활을 했고, 태어난 후에도 전통적인 식생활을 유지한 것이 장수의 본질적인 이유라고 봅니다. 더불어 1960년대 이후 경제 성장과 함께 일할 곳도 많았고 삶에 희망을 갖고 열심히 일하면서 인구도 증가했습니다.

그러나 21세기 현재 20~30대의 청년층은 어떨까요? 첨단 기기 등을 이용하며 잘 사는 것처럼 보이지만 저성장과 부의 양극화로 대표되는 시대에 접어들면서 등록금·물가·집값·실업률·비정규직 증가에 따른 소득 감소, 연애·결혼·출산 포기 등으로 이전보다 희망이 사라진 삶을 살아가고 있습니다. 이렇듯 어려운 삶을 살아가는 젊은 세대에게 닥친 또 다른 문제가 바로 부모보다 못한 얼굴과 치아 상태입니다.

식품첨가물, 가공식품, 농약 농산물, 유전자 조작 식품 등과 같은 식생활의 변화뿐 아니라 토양 오염, 플라스틱 제품, 환경호르몬, 화학물질 생활용품, 화장품, 대기 오염, 수질 오염, 중금속 중독, 야근, 야간 빛 공해, 전자파, 방사선, 새집 증후군, 운동 부족, 일조량 부족, 수많은 약물, 예방 접종, 항생제 등 우리를 둘러싼 모든 환경이 바뀌었습니다. 이런 요인들에 대한 논란은 끝이 없고 여기서 그에 대한 문제점을 언급하는 것도 불가능합니다. 분명한 것은 과거와는 완전히 다른 환경에서 살아가는 동안 젊은이들의 치아, 얼굴, 몸은 퇴행되고 있다는 점입니다.

충치, 잇몸병, 턱관절 장애는 세 가지를 경고하는 신호입니다. 우리의 얼굴이 구조적 결함이 있는 퇴행된 상태라는 것, 식생활이 나쁘다는 것 그리고 구강위생 등 생활 습관이 좋지 않다는 것입니다. 치아·턱·얼굴의 구조적 결함은 전신의 구조적 불균형을 뜻하고, 나쁜 식생활로 치아가 약해진 것은 몸의 다른 부분도 손상되고 있음을 의미합니다. 그러므로 치과에 가서 치료받는 것도 중요하지만 식생활을 개선하고, 규칙적인 운동과 함께 무절제한 생활 습관에서 벗어나는 것이 근본적인 치료입니다.

평생 치과에 다니지 않다가 브릿지를 끼우다

Q. 시골에서 태어난 청년은 20대에 서울에 왔습니다. 어릴 때부터 군것질은 하지 않고 술·담배도 하지 않았습니다. 50대에 아래 왼쪽 어금니 한 개가 빠져서 난생처음 치과라는 곳에 가서 브릿지 치료를 받았습니다. 이분은 어떻게 되었을까요?

A. 평생 치과에 다니지 않다가 브릿지를 한 분은 필자의 장인어른입니다. 한 번도 치과를 다니지 않다가 50대에 치아 한 개, 60대에 치아 두 개, 70대에 치아 한 개 등 총 네 개의 치아가 빠져서 임플란트 네 개를 했습니다. 80세가 된 지금, 나머지 치아는 튼튼합니다. 약간의 턱 비대칭과 개방교합이 있고 누룽지나 껌 등 딱딱하고 질긴 음식을 자주 드시지만 '치과 치료가 아닌', 평생 술·담배·가공식품을 가까이하지 않았기 때문에 이 정도의 치아 수준을 유지한 것입니다.
필자의 아버지는 평생 치과를 다녔지만 늘 치아 문제로 고생하다가 60세에 돌아가셨고, 50대 이전에 치과를 전혀 다니지 않았던 필자의 장인은 80대가 되어도 잘 드시고 있습니다. 치과 치료는 거들 뿐이고, 타고난 치아 배열, 평소의 식생활과 생활 습관이 치아 건강을 좌우합니다.

제26장

당신의 선택

*

전문가가 말할 때면 우리는 마치 스스로 생각하기를 멈추는 듯하다.
이는 정말이지 무서운 일이다. 그럼에도 문제가 있다는 의심조차 하
지 않는다. ─노리나 허츠,『누가 내 생각을 움직이는가』

치아 건강의 양극화

턱의 축소에 따른 구조적 결함(부정교합), 가공식품 중심
의 식생활로 인한 치아와 뼈의 약화 등으로 충치, 잇몸병, 턱관
절 장애가 흔해지고 있습니다. 그래서 치과의사라는 직업이 생
겨났고, 우리는 생후 30개월부터 80세가 넘어서까지 치과에 다
니면서 큰 도움을 받고 있습니다. 그러나 이제까지 보았듯이 많
은 치료 행위를 통해 경제적으로나 신체적으로 손해를 입는 경
우도 많아졌습니다.

치과의사를 만나지 않으려고 인류는 오래전부터 대책을 마련해왔습니다. 바로 양치질입니다. 돌출된 주둥이, 고른 치아로 산이나 들의 식량을 먹는 야생 동물에게는 치과의사도, 양치질도 필요 없습니다. 그러나 함몰된 입, 불규칙한 치아로 가공된 탄수화물 위주의 식품을 먹는 사람에게는 양치질이 필수입니다. 너무 당연한 얘기입니다.

그러나 양치질을 하루에 한 번도 제대로 안 하는 사람이 넘쳐납니다. 3-3-3법칙(하루 3번, 식후 3분 이내에, 3분 동안)에 따라 양치질을 하는 사람은 많지 않습니다. 주목할 만한 것은 구조적 결함이 없는 좋은 치아, 소위 오복의 치아를 가진 분들은 양치질을 매우 꼼꼼히 하는 반면, 치아 배열도 불량한 데다 술·담배·가공식품까지 즐기는 사람들 중에는 양치질을 제대로 하는 경우가 없다는 점입니다. 그래서 치아가 좋은 사람들은 60대 이후에도 좋고, 안 좋은 사람들은 20대부터 계속 안 좋은 양극화된 모습을 보입니다.

아침에 일어나선 바로 양치를 한 뒤 밥을 먹고 집을 나섭니다. 점심을 먹은 뒤에는 커피 한 잔으로 입을 가십니다. 밤에는 술을 마시고 잠듭니다. 이런 생활 패턴을 가진 분들이 매우 많습니다. 한국의 폭음 문화는 유명해서 한국인 다섯 명 중 한 명가량은 한 달에 한 차례씩 쓰러질 때까지 술을 마신다는 연구도 있습니다.(경향신문, 2018. 9) 술을 마시면 입안에 있던 락토바실러스와 같은 유익균이 감소하고 잇몸병을 악화시키는 유해균이 증가합니다.

흡연을 하면 담배의 니코틴과 일산화탄소 등 수많은 유해성분이 입안의 말초혈관을 수축하고 혈류 속도를 늦춰 잇몸 질환이 있어도 겉으론 피가 나지 않아 잇몸병이 악화되는 것을 못 느낍니다. 그러나 잇몸 속은 염증 때문에 계속 곪고 잇몸뼈는 줄어들어 40대가 되면 치아를 뽑게 됩니다. 담배는 염증 치유 속도를 늦추고 잇몸뼈의 재생도 방해합니다. 그래서 금연하지 않으면 잇몸 치료나 임플란트 등의 치과 치료가 실패하게 됩니다. 치아에 국한된 질병 외에도 술과 담배를 하면 구강암이나 인두암의 발병 확률이 4~15배 이상 높아지는 것으로 알려져 있습니다.

3-3-3법칙에 따른 양치질이 어렵다면 하루 2번, 2분 동안이라도 세심하게 양치질을 잘하기 바랍니다(치약은 세제와 같은 것이므로 아주 조금만 사용하고, 대신 많이 헹구는 것이 좋습니다). 잇몸이 좋지 않다면 치실, 치간 칫솔, 구강 세정기 등을 사용해 치아 사이를 더 깨끗이 해야 합니다. 술·담배·가공식품을 인생의 낙이라 생각하고 포기할 수 없다면 치과 치료비가 비싸다고 불평하거나 치료에 실패해서 치과의사를 비난하는 일은 삼가기 바랍니다. 구조적 결함을 가진 얼굴로 태어났음에도 생활 습관의 변화 없이 많은 치료를 받으면서 치과 치료비가 비싸다고, 양심적인 치과가 없다고 불평한다면 그것이야말로 비양심적인 행동입니

다. 치과의사는 여러분의 치아를 책임지지 않습니다. 당신의 치아는 당신의 것입니다.

조삼모사 치료비

우리는 접근성, 입소문, 약력, 주차, 인테리어, 친절도 등을 고려하여 치과를 선택합니다. 그리고 무엇보다 치료비를 중요하게 생각합니다. 그러나 필자는 이 책에서 한국의 치과 치료비는 매우 저렴하다고 주장했습니다. 보험 치료비는 원가에도 못 미치고, 비보험 치료비 역시 20년 전과 비슷하거나 오히려 하락했습니다. 그런데 왜 사람들은 비싸다고 여길까요?

그것은 첫째, 우리가 구조적으로 가난한 상황에 처해 있기 때문입니다. 개인적인 과소비의 영향도 있지만 부의 양극화가 심해지고, 주거비·교육비·식비 등에 많은 돈을 지출하다 보니 세계에서 가장 저렴한 비용으로 가장 높은 수준의 의료를 공급받는 나라에 살면서도 의료비에 부담을 느끼는 것입니다.

둘째, 치아 건강에 취약한 얼굴·턱·치아 구조를 가지고 태어나는 이들이 점점 증가하는 데다 식생활을 비롯한 생활 습관은 점점 나빠지고 있어서 어릴 때부터 치아가 손상되고 있기 때문입니다. 이런 나쁜 구조는 외모에 대한 욕심으로 더 악화되고, 장기적 유익보다는 단기적 쾌락을 추구하는 인간의 본성 때문에 생활 습관은 고치기 어려워 치료를 받고 또다시 치료를 받으면서 자꾸 돈을 쓰게 되니 비싸다고 느끼는 것입니다.

셋째, 꼼꼼한 제거와 완벽한 복구를 해야 한다는 생각으로 무장한 치과의사들이 인체의 능력을 간과한 채 너무 많이 개입하면서 오히려 치아가 약해지기 때문입니다. 또 치과의사가 넘쳐나는 한국에선 병원 생존을 위해 어쩔 수 없이 많은 개입을 하다 보니 치료비가 증가합니다.

마지막으로 치아가 여러 개라서 사람들이 치아 문제를 가볍게 여기기 때문입니다. 치아 건강이 좋지 않다는 것은 턱, 얼굴뿐만 아니라 인체 전반의 구조적 불균형, 열악한 식생활과 나쁜 생활 습관이 있음을 알려줍니다. 그러나 사람들은 치아에 문제가 있으면 그냥 때우고 씌우고 뽑고 심는 등의 기계적인 행위만 생각하고 치과의사의 치료 행위를 쉽게 봅니다. 그러다 보니 치료비를 비싸게 생각합니다. 이러한 이유들로 21세기 한국에서 사람들은 치과 치료비에 인색하고, 치료비가 좀 더 저렴한 곳을 찾아다닙니다.

치과에 오는 사람들이 가장 많이 하는 질문 중 하나가 '크라운이 얼마예요? 임플란트가 얼마예요?'입니다. 매우 중요한 질문입니다. '치료비를 얼마로 할 것인가?' 치과의사들도 가장 고민하는 부분입니다. 환자 자신이 받아야 하는 치료에 대한 비용을 대략적으로 알기 위해 물어보는 분들도 있지만 여기저기 전화를 걸어 문의하는 경우도 많습니다. 그러나 이런 행위는 큰 의미가 없습니다.

　신경 치료와 크라운을 예로 들어보겠습니다. 신경 치료는 보험 치료이기 때문에 치과마다 비용 차이가 크지 않습니다(MTA 등의 신재료를 이용하는 치과의 경우 더 비싼 비용을 제시하기도 합니다). 반면 신경 치료 실력은 치과마다 차이가 있습니다. 차이를 유발하는 원인 중 하나는 낮은 보험 수가입니다. 해외의 신경 치료비는 국내의 2~15배에 이릅니다. 또한 국민건강보험공단이 운영하는 일산병원의 2017년 자료에 따르면, 치과의 보험 치료비는 원가의 56%에 불과한 것으로 나타났습니다. 이 말은 신경 치료 등의 보험 치료는 하면 할수록 적자가 난다는 뜻입니다. 이런 상황에서 신경 치료를 직원에게 시키면서 대충대충 하는 치과의사가 있는가 하면 최신의 지식·기술·장비로 세계 최고 수준의 신경 치료를 하는 치과의사도 있기 때문에 치료의 질적 차이가 생깁니다. 치과의사가 매일 하면서도 늘 어렵게 느끼는 치료가 바로 신경 치료입니다. 기본적으로 이런 신경 치료가 잘되어야 크라운을 오래 사용하는데 우리는 그저 크라운 가격으로 치과를 판단하고 선택합니다.

　신경 치료 후 구멍을 메우는 '코어'와 충치가 심해서 남아 있는 치아의 양이 부족할 때만 사용하는 '기둥'은 치과마다 사용하는 빈도와 책정한 가격이 모두 다릅니다. 그러다 보니 크라운 가격이 다른 치과에 비해 저렴해도 전체 비용은 훨씬 더 비쌀 수

치과의사도 모르는 진짜 치과 이야기

있습니다. 그럼 비싸면 비양심적인 치과이고 싸면 양심적인 치과일까요? 그건 알 수 없습니다. 확실한 것은 정성을 다해 치료하고, 좋은 재료를 적합한 상황에 사용해서 좋은 결과를 얻는다면 더 비싸다고 말할 수 없다는 점입니다. 동일한 재료를 동일한 방식으로 사용한다 해도 치과의사의 실력에 따라 결과가 달라질 수 있습니다. 크라운 비용이 치료의 질을 보장할 수 없습니다.

금인레이 등 간단한 충치 치료는 어떤가요? 한 치과에서는 35만 원을, 다른 치과에서는 25만 원을 제시했습니다. 25만 원을 제시한 곳이 좋은 치과일까요? 전자의 치과에서는 한 개만 때우라 하고 후자의 치과에선 여러 개의 충치를 때우라고 하면 전체 금액이 역전됩니다. 반면에 두 치과 모두 한 개만 때우라고 했을 때 더 저렴한 비용을 제시한 치과가 더 치료를 못하는지 또한 속단할 수 없습니다.

임플란트는 어떨까요? 저렴한 가격을 강조하는 치과가 좋을까요? TV 광고에 나오는 임플란트를 선택해야 할까요? 뼈이식 비용을 적게 제시한 치과에 가야 할까요? 뼈이식이 정말 필요한지, 어떤 뼈이식 재료를 사용하는지, 수술과 보철물 제작 실력이 어떤지 환자는 알 수 없습니다. 치과의사들 사이에서도 어떤 임플란트가 좋은지, 어떤 뼈이식 방법이 좋은지, 임플란트를 몇 개 심을지 등에 대한 의견이 제각각이고, 사용하는 재료와 치료 계획이 같아도 치과의사마다 실력이 모두 다릅니다. 임플란트 가

제6부 • 치아의 주인

격은 낮게 제시하면서 불필요한 뼈이식을 하거나 불필요한 충치 치료를 권하기도 합니다. 물론 낮은 가격에도 잘하는 치과가 있습니다. 하지만 정보는 부족하고 큰돈이 들어가다 보니 고민 끝에 결국 저렴한 곳을 선택하는 환자들이 많습니다. 만약 여러분 자신이 실력 있는 치과의사라면 가격 할인이나 이벤트 등을 통해 환자를 모집하시겠습니까? 저렴하면서도 좋은 것은 드뭅니다. 특히 의료 분야에서는.

치과 선택의 기준

이렇게 복잡한 상황에서도 좋은 치과를 선택하는 가장 중요한 기준이 있습니다. 그것은 바로 치과의사가 여러분의 치아를 직접 돌보는지 여부입니다. 지금 시대에 환자는 질병에 걸린 사람이기 전에 병원에 와서 돈을 지불하는 고객이 되었습니다. 그리고 병원은 어떻게든 많은 고객을 유치해야 하는 사업장이 되었습니다. 사람들도 환자가 많이 몰리는 병원이 좋은 병원이라 생각하고 찾아갑니다. 그러나 낮은 의료 수가로 많은 환자를 빠르게 치료해야 하는 상황에선 보조 인력(치과위생사, 간호조무사 등)이 개입될 수밖에 없습니다. 치과의사가 환자 한 명 한 명을 세심하게 보려면 대기 시간이 길어집니다. 성격 급한 사람들은 기다리지 못합니다. 그리고 실력이 없다고 생각합니다. 이런 상황에서 치과의사가 해야 할 일을 직원들이 하는 경우가 빈번합니다.

이때 사람들은 환자가 많아도 기다리지 않고 빠르게 치료받았다면서 좋아합니다.

　스케일링, 임시 충전물 부착 및 제거, 본드 제거, 방사선 사진 촬영, 불소 도포, 실란트, 치아 본뜨기, 교정용 철사 교환 등은 법적으로 직원(치위생사)들이 할 수 있습니다. 하지만 구강 검진, 신경 치료, 치근활택술 등의 잇몸 치료, 치아 삭제, 레진·인레이·크라운 등 영구 충전물 부착, 교합 조정, 임시 치아 제작, 틀니 제작, 임플란트 수술 및 보철물 장착, 교정용 브라켓 부착 등 치아에 비가역적 변화를 일으키는 대부분의 복잡한 과정들은 치과의사가 해야 합니다. 그러나 밀려드는 환자들을 빠르게 소화하기 위해, 또는 장인으로서의 치과의사보다 병원 경영자의 위엄에 관심이 많은 경우 핵심적인 진료조차 직원에게 떠넘깁니다(위임). 환자들은 저렴한 가격, 화려한 인테리어, 많은 직원 수에 감동하며 의자에 누워 입을 벌립니다. 얼굴은 수건으로 덮이고 누가 자신의 치아를 건드리는지 알지도 못하고 관심도 없습니다. 치과 치료비에 포함되는 것은 임대료, 인건비, 재료비, 기타 경비 등 병원 운영비도 있지만 결국 치과대학을 졸업하고 면허를 취득한 치과의사의 기술료가 가장 큰 비중을 차지합니다. 그러나 여러분이 불법 위임 진료를 행하는 치과에 간다면 그것은 무면허업자의 돌팔이 진료를 받는 것과 같습니다.

　대한치과의사협회는 소중한 치아를 보호하기 위해 '이런

치과는 피합시다'라는 홍보를 하고 있습니다. '과도한 진료비 할인, 이벤트 등으로 치료비를 앞세운 광고를 하는 치과, 치과의사가 자주 바뀌거나 직접 진단하지 않는 치과'는 피하고 '오랜 기간 믿고 맡길 수 있는 치과'를 이용하라고 권고합니다.

여기에 한 가지 빠진 부분이 있습니다. 치과의사가 직접 치료하는 치과를 선택하는 것입니다. 이것이 가장 중요한 치과 선택의 기준입니다.

입을 닫으며

*

행복의 핵심을 한 장의 사진에 담는다면 어떤 모습일까? 이 책의 내용과 지금까지의 다양한 연구 결과들을 총체적으로 생각했을 때, 그것은 좋아하는 사람과 함께 음식을 먹는 장면이다.

—서은국, 『행복의 기원』

변화하는 지식

치의학은 현대인의 건강에 큰 유익을 주고 있습니다. 치아를 살리는 신경 치료, 잇몸을 유지하는 잇몸 치료, 치아를 대체하는 임플란트, 얼굴과 턱을 바꾸는 교정 치료 등을 통해 잘 씹을 수 있도록 함으로써 전신 건강 유지와 평균수명 연장에 크게 기여하고 있습니다. 그러나 우리는 어릴 때부터 관리하고 치료하는 것을 정상으로 여겨 치아를 갈고 때우고 씌우고 뽑고 심는 치료에 집중했을 뿐, 치아가 좋은 극소수의 사람들과 하향 평준화된 대다수의 사람들 사이에 어떤 차이가 있는지 고민하지 않았습니다. 현대의 우리들은 어릴 때부터 많은 치료를 받지만 노화가 시작되는 25세쯤 되면 다시 치과에 가서 이것저것 치료받습니다. 그리고 노화를 몸으로 느끼기 시작하는 35세쯤 되면 다시 치료를 받습니다. 이렇게 여러 번 치료를 받아도 노화가 본격화되는 45~50세쯤 되면 치아를 빼는 경우가 많습니다. 경제적 어려움이나 인식 부족으로 치료를 받지 못해서 치아를 빼는 경우도 있지만 대부분 '충치 치료를 받았던' 치아를 빼거나 충치 없는 깨끗한 치아를 '잇몸병' 때문에 뺍니다.

　이런 양상을 관찰하면서 필자는 예방 치료나 초기 충치 치료 등의 의미에 대해 고민했습니다. 또 치료받았던 환자들이 난치병으로 고생하는 모습을 보면서 치과 치료에 회의를 느끼기도 했습니다. 이런 고민과 회의들은 환자들이 알아야 하기보다는 치과의사들이 논의해야 할 주제입니다. 그러나 치의학 논문이나 학회에서는 '치료하지 않고 관찰하기', '어떤 것이 과잉 진료인가', '치료의 부작용' 등에 대한 논의보다는 복잡하고 화려한 치료법을 가르치고 배우는 데 바쁩니다. 그리고 그런 치료들 대부분은 이전에 치료받았던 치아를 다시 치료하기입니다. 따라서 환자들은 자신이 받는 치료에 대해 어느 정도 숙지해야 할 필요가 있습니다. 반면 환자들이 전문 지식을 많이 알면 치료를 쉽게 생각하거나 어려운 요구를 할 가능성도 있기에 치과의사 입장에서는 치료가 힘들어지기도 합니다. 이 책의 내용은 가장 기

치과의사도 모르는 진짜 치과 이야기

초적인 지식에 불과하고, 치의학의 지식과 기술은 계속 변화하기 때문에 필자의 주장 역시 바뀔 수 있습니다. 그러므로 지금 여러분이 만나는 치과의사와 충분히 상의한 뒤에 믿음을 갖고 치료받기를 바랍니다.

행복은 입에서부터

과도한 치료는 사회적으로도 큰 손해입니다. 치과의사는 환자에게 많은 치료를 하면서 돈은 잘 벌 수 있겠지만 누적되는 과잉 진료는 전체적인 자원의 낭비를 야기합니다. 또한 과잉 진료는 치과의사의 가족에게도 일어날 수 있습니다. 치과의사들은 20대에 대학을 다니고, 30대에 치과를 개원해 30년 정도 운영한 후 60~70대에 은퇴합니다. 그때가 되면 자신의 자녀들은 30~40대가 되는데 이때부터는 다른 치과의사의 치료를 받아야 합니다. 치과의사 부모로서 자녀들을 믿고 맡길 치과가 있을까요? 책 중간중간에 사적인 이야기를 털어놓은 이유는 치과의사의 가족도 얼마든지 잘못된 치료의 희생양이 될 수 있다는 사실을 보여주기 위해서입니다. 필자가 치과의사가 되고 나서 목격한 치과 치료의 부작용, 과잉 진료 사례들은 수없이 많습니다. 다른 치과의사의 치료에 대해 판단하는 것은 지극히 경솔한 행동이고 직업윤리면에서도 바람직하지 않습니다. 무엇보다도 환자들에게 잘못된 치료를 누구 못지않게 많이 했던 필자가 이런 책을 쓴다는 것 자체가 매우 비양심적인 일입니다. 좋은 치료를 기대했던 환자들을 가장 많이 배신한 치과의사가 바로 필자입니다. 그럼에도 불구하고 이 책을 쓴 이유는 무지와 욕심에서 비롯된 필자의 잘못된 행위를 반성하고 고통받는 환자들에게 용서를 구하기 위해서입니다. 또한 존경하는 동료 치과의사들이 필자가 저지른 잘못을 범하지 않기를 바라기 때문입니다.

　　우리는 모두 행복하길 원합니다. 그리고 부, 명예, 성취, 깨달음, 건강, 사랑 등 다방면에서 행복을 찾습니다. 행복에 대한 가장 원초적인 표현은 잘 먹고 잘 사는 것입니다. 잘 먹는 데에는 맛있는 음식도 필요하지만 잘 씹을 수 있어야 합니다. 잘 사는 데는 물질적인 것도 필요하지만 숨 잘 쉬고 잠 잘 자는 것이 필수입니다. 먹고 숨 쉬고 자는 데 어려움이 없다면 여러분은 이미 행복한 상태입니다. 그리고 이런 기본적인 조건은 편안하게 열리고 닫히는 턱과 잘 만나는 치아에서 비롯됩니다. 좋은 치과의사를 만나 잘 먹고 잘 사는 행복을 누리길 바라면서 입을 닫습니다.

치과의사도 모르는
진짜 치과 이야기

초판 1쇄 발행 | 2019년 2월 22일
초판 6쇄 발행 | 2024년 1월 15일

지은이 | 김동오
발행인 | 김태진, 승영란
편집주간 | 김태정
마케팅 | 함송이
경영지원 | 이보혜
디자인 | 여상우
출력 | 블루엔
인쇄 | 다라니인쇄
제본 | 경문제책사
펴낸 곳 | 에디터
주소 | 서울특별시 마포구 만리재로 80 예담빌딩 6층
전화 | 02-753-2700, 2778 팩스 | 02-753-2779
출판등록 | 1991년 6월 18일 제313-1991-74호

값 15,000원
ISBN 978-89-6744-200-2 03510